U0259824

版权声明

原著
第3版

Long-Term Psychodynamic Psychotherapy
A Basic Text
(Third Edition)

长程心理动力学心理治疗

［美］格伦·O.加伯德（Glen O. Gabbard）／著

薛 飞 胡 华 王昊飞 等／译

中国轻工业出版社

图书在版编目（CIP）数据

长程心理动力学心理治疗／（美）格伦·O.加伯德
（Glen O. Gabbard）著；薛飞等译. —北京：中国轻工业
出版社，2022.3（2025.1重印）

ISBN 978-7-5184-3732-0

Ⅰ.①长…　Ⅱ.①格…②薛…　Ⅲ.①精神疗法
Ⅳ.①R749.055

中国版本图书馆CIP数据核字（2021）第228113号

责任编辑：刘　雅　　　　　责任终审：张乃柬
文字编辑：朱胜寒　　　　　责任校对：刘志颖
策划编辑：戴　婕　　　　　责任监印：吴维斌

出版发行：中国轻工业出版社（北京鲁谷东街5号，邮编：100040）

印　　刷：三河市鑫金马印装有限公司

经　　销：各地新华书店

版　　次：2025年1月第1版第3次印刷

开　　本：710×1000　1/16　印张：17.25

字　　数：179千字

书　　号：ISBN 978-7-5184-3732-0　定价：68.00元

读者热线：010-65181109

发行电话：010-85119832　　010-85119912

网　　址：http://www.chlip.com.cn　http://www.wqedu.com

电子信箱：1012305542@qq.com

版权所有　侵权必究

如发现图书残缺请拨打读者热线联系调换

241856Y1C103ZYW

原著
第3版

Long-Term Psychodynamic Psychotherapy
A Basic Text
(Third Edition)

长程心理动力学心理治疗

［美］格伦·O.加伯德（Glen O. Gabbard）／ 著

段东园　胡　华　李汉婕　王昊飞　吴　边　薛　飞　张　艳／译
（按姓氏拼音排序）

中国轻工业出版社

推荐序

作为《长程心理动力学心理治疗》前两版的主译和审校，我非常高兴由薛飞医师负责翻译的第 3 版马上就要出版发行了。

心理动力学心理治疗可以看作，来访者和治疗师一起在安全和信任的治疗关系中探索他们的困难和问题的潜在来源，在新的矫正性的关系体验中获得认知和情绪上的领悟。但无论是获得矫正性体验还是获得领悟，对来访者和治疗师来说都是非常具有挑战性的，因为来访者为了处理他们在成长经历中遭受的痛苦体验，发展出了一系列的防御，这些防御甚至成了他们性格中的一部分。这些防御虽然在成长的早期阶段给他们带来了一些安全感和自尊，但也让他们付出了极大的代价，增加了他们今后在工作、生活、人际关系中出现心理问题的风险。只有在安全和信任的治疗关系中，来访者才有可能再次或反复体验他们一直回避和隐藏的这些痛苦体验，并理解自己为了防御这些痛苦的体验所做出的潜意识努力是如何成为症状（焦虑、抑郁等）、困难和问题，从而影响和妨碍他们的身心健康和社会功能的。这样的探索常常是一个长期的过程，这也是许多来访者需要并选择长程心理动力学治疗的原因。

回想 20 世纪 90 年代我们开始学习心理动力学治疗时，很痛苦的一件事就是，能够获得的有关精神分析理论尤其是治疗方面的资料非常有限。而现在，想要学习心理动力学治疗的咨询师和治疗师的苦恼已经不一样了。市场上已经有大量关于精神分析或心理动力学治疗的书籍，但新手咨询师和治疗师的痛苦常常是不知从何着手，无从选择。而且许多精神分析和心理动力学治疗的书籍都太过理论化，无法指导初学者如何将理论转化为治疗实践。《长程心理动力学心理治疗》这本书非常简洁、清晰地阐述了心理动力学心理治疗的一些核心概念，诸如潜意识、防御、阻抗、移情和反移情、客体关系等，而且第 3 版增加了心理动力学治疗领域的最新进展，包括新的实证研究证据、网络治疗以及心理动力学理论的神经科学基础等。这本书最大的优点是理论和实践的结合。作者使用大量的现场案例，帮助读者理解如何利用心理动力学的理论来观察和理解他们的来访者，以及作为一个心理动力学治疗师，如何在治疗中对他们的来访者做出恰当的干预。作者不仅是一名优秀的精神分析师，同时也是一名经验丰富的老师和督导师，所以他非常了解心理动力学治疗的初学者最需要什么。如果我当初开始学习心理动力学治疗时有这样一本书，我相信我会少走很多弯路。

所以我强烈地推荐这本书，这应该是心理动力学咨询师和治疗师的必读书。

徐勇

致中国读者

　　谨以个人名义向所有中国同行致以诚挚的问候！我欣喜地得知本书第3版已被译为中文。心理动力学心理治疗师将在神州大地上阅读本书，这无疑是我的荣耀。谢谢你们的信任！也欢迎来到我所看到的心理动力学心理治疗世界。

Glen O. Gabbard, MD

视频导览

在本书的第 2 版（英文原著）中，我与导演 Eric Arnold 合作，制作了一个与文本配套的光盘，其中包括我与三个不同患者的工作视频。在第 3 版中，视频不是在光盘上提供，而是在网络上提供。本次新增了两个视频，也是由 Eric Arnold 导演的。新增视频的第一个专题是保罗，一个试图控制治疗的新患者；另一个专题是玛格丽，我们在第 2 版中包含了她的早期治疗经验，现在在新增片段中她已经接近治疗的尾声。

我了解到，心理治疗的受训者都渴望从资深的临床治疗师的工作中学习该领域的概念和数据是如何应用于个体治疗的。然而，由于保密的需要，教授学员的教员很难满足这一要求。为了保护患者的隐私，我选择了由专业演员来表演这些片段。在视频片段 1 中，布伦达由 Kelly Kunkel 扮演。在视频片段 2 中，乔治由 Jon Frazier 饰演。在视频片段 3 和 5 中，玛格丽由 Shannon Emerick 扮演。在视频片段 4 中，保罗由 Michael F. McGuirk 扮演。

在本书附带的五个视频中，每一个都使用了心理治疗案例的真实情节，并进行了适当的改编。演员们在我的指导下扮演真实的患者和实际发生的情况。这样，我充当了"导演"的角色，让演员扮演的角色与我治疗过的真实患者非常相似。我通过建议读者什么时候应该看特定的临床病例视频，以及提供评论帮助读者阐明在视频中看到的内容，来将这些片段整合到正文中。多年来，很多受训者告诉我，看着我和患者一起工作，帮助他们巩固了书中提出的许多观点。

▶ **观看视频片段：**

文中提供的视频线索通过名字和时长来识别。[1]

视频片段

第 4 章　治疗性干预

视频片段 1：情欲性移情（8:31）

第 6 章　处理阻抗

视频片段 2：处理治疗中的阻抗（7:50）

视频片段 3：退场白（7:03）

视频片段 4：控制治疗的患者（9:42）

第 9 章　修通与结束

视频片段 5：有关结束的问题（6:39）

---

[1] 文中提到的视频可以在"万千心理图书"的微信公众号上观看。读者可以扫描封底的二维码进入观看页面。——译者注

第3版前言

大多数接受心理动力学心理治疗的患者渴望被倾听、理解、认可和被认为是独特的个体。他们也可能会觉得"某种东西"在困扰着他们，并给他们带来痛苦，但他们需要一个治疗师来帮助他们识别"某种东西"是什么。心理动力学方法非常适合满足这类患者的需求。2004年和2010年出版的这本基础读物的前两个版本已被证实在精神科住院医师和其他心理健康专业人员中很受欢迎，包括心理学家、社会工作者、有执照的咨询师、护士等，并被作为实践心理动力学治疗的开端。在第3版中，我延续了让初学者学习心理动力学方法基本特征的传统，同时也让他们挑战以高度精细的方式思考患者的复杂性。

本版的每一章都经过了修订，以反映该领域的进展和与动力学治疗实践相关的新数据。尽管曾经有一段时间，心理动力学治疗非常需要通过随机对照试验进行实证检验，但最近，证明心理动力学治疗有效性的严谨试验的出版量显著增加。支持这种方法的实证文献已被添加到第1章"核心概念"和第2章"评估、适应证和概念化"中。在心理治疗实践中普遍存在的短信、电子邮件、社交媒体和其他网络通信等方式，也使得有必要在第3章"心理治疗的具体细节：开始"中增加关于框架扩展的材料。

我对本书的每一章都做了修改，以反映动力学治疗实践相关领域的进步。我还对第1版中涉及的理论和技术问题进行了补充阐述。作为一名治疗师，我仍在不断成长并以各种方式修正我的想法。上述修订之处反映了这些修改。

　　这本书的大部分材料都是我每周在贝勒精神病诊所案例研讨会上与所有主修心理健康专业的受训者工作的经验积累而成的。每周三上午，一名受训者会提出一个在心理治疗中遇到的临床问题，作为传授良好治疗技术原理的温床。我没有规定要涵盖哪些主题，而是让每次案例研讨会都针对学员们正在努力解决的困难。这种方法让我了解到很多新手治疗师所经历的常见困境以及他们作为学生的需求。我试图在编写这本教科书时考虑到这些困境，以便初学者能够感到案例以及案例所说明的原则能直接适用于他们的学习经验。我写这本书时也考虑到了培训主管，希望他们会发现我关于胜任力评估的想法对他们的培训项目有助益。

　　任何简短的文字都不能全面地涵盖复杂的治疗。因此，我在第 1 章中对理论原则进行了简要概述，并建议读者参考我的配套文本《动力取向精神医学（第 5 版）》[1]（*Psychodynamic Psychiatry in Clinical Practice*, 5th Edition，Gabbard 2014），以更详细地讨论动力取向精神病学的主要理论模型和治疗特定疾病的方法。同样，这本书也需要配合授导式教学和每周的督导。长程心理动力学心理治疗是一门需要强化教学和经验的艺术，只有通过这些额外的训练方法，人们才有希望能胜任这种治疗的实践。

　　在第三方侵犯心理治疗关系隐私的时代，对空间的考虑阻碍了对心理健康融资或长程心理动力学治疗实践的内在问题的讨论。尽管用于精神疾病治疗的资源总体上正在减少，但仍有大量患者继续寻求一种长期的治疗关系，在这种关系中，他们可以在保密的专业关系中感到被理解。此外，在长程心理动力学治疗实践中学到的原则——共情、治疗联盟、无意识的意义、移情、阻抗和临床医生反移情的影响——更普遍地适用于精神病学的所有治疗，包括住院精神病学和医学检查。

　　虽然动力学治疗也可以在团体、家庭或联合治疗以及在儿童青少年中

---

[1] 本书的简体中文版即将由中国轻工业出版社"万千心理"出版。——译者注

进行，但我将本文的重点限制在成人个体治疗的长程心理动力学工作上。冒险进入其他领域也许会超出我工作能力的边界。我也省略了药物治疗和心理治疗相结合的讨论，因为这个主题太广泛了，无法在本文的"附录"中涵盖。

然而，即使对成年人进行个体的长程心理动力学治疗，治疗本身也是高度多样化的。一个人接受培训的理论方向可能会决定治疗师对患者困难的概念化和实施治疗干预的方式。此外，治疗师的个性也给所进行的治疗打上了特殊印记。因此，不可能在一本书中涵盖长程心理动力学治疗的所有方法。本书描述的方法借鉴了几个理论模型，反映了当今领域的多元化和我自己对这些不同概念框架的整合。本书教授的疗法也反映了我个人的风格，这种风格在 40 多年的实践中不断发展。在那段时间里，我从试验和所犯的错误中学到了很多。有些读者会对我做事的方式有合理的异议，我完全接受这些合理的观点差异。

这些年来，我要特别感谢我的同事和学生。他们让我对每天的教学和治疗保持热情。我很幸运能在这样一个环境中工作，大家相互支持、身心愉悦、对患者尽心尽力。我也要感谢一些优秀同事和学员，他们在书中提供了一些临床案例。这些贡献者包括 Ali Ashgar-Ali 博士、Faye Brown、Kim-Lan Czelusta、Gabrielle Hobday、Kristen Kassaw、Theresa Lau、Rebecca Maxwell 和 Daniel Rogers。此外，我要感谢四位出色的专业演员——Shannon Emmerick、John Frazier、Kelly Kunkel 和 Michael McGuirk——他们在视频中的表现在很大程度上抓住了患者的特点。我还要感谢 Eric Arnold 先生，感谢他在制作视频时展露出的技巧、耐心和对细节的把控。我还要特别感谢美国精神病协会出版社总编辑、医学博士 Laura Roberts 和副社长 John McDuffie，感谢他们在本书的编写过程中给予的坚定支持和明智建议。像大多数写作项目一样，这个项目是团队努力的结果。Jill Craig 以令人鼓舞的热情和专业知识为这本书写了许多底稿。最后，我要感谢贝勒精神病诊所案例研讨会的合作老师 Holly Crisp-Han 博士，感谢她在如何向初期受训者教授心理动力学治疗方面的周到协作。

　　作为心理治疗师，患者是我最重要的老师。因此，我想对我的患者致谢，感谢他们允许我分享他们生活中私密的困境，感谢他们处于悲伤和失败中仍信任我。这些年来，他们教给我的东西比任何教授或同事教会我的都多。感谢他们容忍我在策略、判断、时间安排和解释上的失误，感谢他们在我学习长程心理动力学心理治疗这门艺术时的耐心。

参考文献

Gabbard GO: Psychodynamic Psychiatry in Clinical Practice, 5th Edition. Arlington, VA, American Psychiatric Publishing, 2014

目录

第1章

核心概念

在4年零4个月的长程心理动力学心理治疗的最后一个月,38岁的职业女性A女士向她的治疗师讲述了自己的治疗经历。

A女士:我想我现在明白了为什么治疗要持续这么长时间。

治疗师:你想说明什么?

A女士:现在回想起来,我意识到我在这里花了太多时间来逃避自己和逃避你。告诉你这件事有点尴尬,但我觉得第一年的大部分时间我都在努力让你觉得我是一个相当健康和可爱的人。某种程度上来讲,我意识到我在逃避一个绝好的机会,让一个人在一段不加评判、接纳的关系中真正地了解我,包括我的缺点和其他一切。我不知道在哪里还能找到那样的日子。我终于放下戒备心,开始把一切都告诉你。

治疗师:我记得。

A女士:然而,讽刺的是,我所认为的"一切"仅仅是个开始。当我以为已经到达了心灵的底层时,你让我看到了底层下面有地下室、洞穴和黑暗的凹槽,我从来不知道它们的存在。我们的心理治疗把我带到了我不想去的地方。

治疗师：真的吗？

A女士：是的，当时我并不想去那里，但现在……我很高兴我做到了。我以一种我认为不可能的深刻方式了解了自己，而了解自己是可能的——因为你看到了我没有看到的东西。人生中第一次，我有了一种为自己活的感觉，而不仅仅是满足别人的需要。

正如这位心怀感激的患者所揭示的，直到治疗接近结束再回顾这个过程时，患者才能了解长程心理动力学心理治疗（long-term psychodynamic psychotherapy, LTPP）的价值。开始这种形式的治疗是令人生畏的，它总是挑战个体的安全感。然而，许多患者凭直觉知道，短程疗法的治疗无法为他们提供渴求的答案，也没有足够的时间让一个专业的心理治疗师以他们希望的深刻方式来了解他们。的确，患者的满意度似乎随着治疗时长而增加（Consumer Reports 1995）。在一个"快速修复"和讲求效率的时代，长程心理动力学心理治疗的价值就突显出来了。

尽管这种治疗方式一直很流行，但是它还是常常被误解。常见的误解包括以下几种：

1. 心理动力学治疗师基本上是沉默的。

2. 被压抑的记忆突然被发现时产生的戏剧性情感宣泄会带来突破。

3. 这种治疗主要关注患者的性驱力。

4.（来访者）对治疗师的所有反应都是基于过去关系对当前治疗情境的扭曲。

5. 这种治疗又臭又长（很像伍迪·艾伦电影中主角的治疗）。

6. 心理动力学治疗师像是一个面无表情的空白屏幕，不会透露自己对患者的任何个人反应。

7. 心理动力学治疗师从不对患者所述表达判断性观点。

虽然长程心理动力学心理治疗源于精神分析，但即使是弗洛伊德式的治疗方式也与这些误解大相径庭。如今的心理动力学治疗师更可能与患者积极互动，同患者产生情感共鸣，远离被动或面无表情的方式，要是对患者有帮助，他们也会侃侃而谈，留意患者如何形成对他们的认知。他们也很少戏剧性地暴露深埋的过往记忆。

如果试图归纳当代的长程心理动力学心理治疗，我们可能会部分基于 Fonagy（2015）的概念化，使用以下定义：一种基于对人类主体性的全面理解的心理治疗方法，有些针对心理障碍患者，有些则针对普通人群，对个体关系如何与内外部环境的交互作用进行探索。它可以是表达性或解释性干预的连续体，一方面是支持性和移情性干预，另一方面整合无意识冲突、关系的内部表征以及与经验相关的特殊而复杂的意义。它也和寻找自我的真相和更强烈的真实感有关。这种治疗的概念模型包括自我心理学、客体关系理论、主体间性理论、自体心理学和依恋理论。

在一篇比较心理治疗过程的文献综述中，Blagys 和 Hilsenroth（2000）明确了 7 种用来区分心理动力学心理治疗和认知行为治疗（cognitive-behavioral therapy, CBT）的技术。表 1–1 总结了这些技术。

表 1–1　心理动力学心理治疗的技术特点

关注情感和情绪的表达
探索回避体验的企图
重复主题和模式的识别
对过去经验的讨论
关注人际关系
关注治疗关系
探索愿望、梦和幻想

这些技术的使用或多或少取决于患者的需要。心理动力学治疗的另一

个特点是它关注个体的独特性、特殊性和差异性。心理动力学治疗师意识到每位患者的生活都是独一无二的，因此治疗技术和策略是根据患者的个人特点量身定制的。

尽管长程心理动力学心理治疗曾经意味着完全开放的过程，并且没有确定的结束时刻，但如今也有一开始就确定 40 次或 52 次结束的治疗，并使用与长程心理动力学心理治疗相同的原则（Barber et al. 1997; Svartberg et al. 2004; Winston et al. 1994）。当下的医疗管理模式最多可能只允许 8~12 次的治疗，因而 40~52 次的有时限治疗确实应该纳入长程治疗的范畴中。对此，我们有两种分类：（1）时间限制，治疗的次数是预先决定的；（2）开放式结束，治疗是自然而然结束的。为了便于定义，必须要有一个明确的界定。考虑到这一节点有较大随意性，在本书中，我将**长程**定义为持续治疗超过 24 次或 6 个月。

心理动力学心理治疗的基础是由一系列基础理论和原则构成的，这些在我的配套文本《动力取向精神医学》（第 5 版）中被广泛提及。这里只提供了一个简要的概述，列出了基本概念及其理论意义（表 1-2）。

表 1-2　心理动力学心理治疗的基本原理

精神生活的大部分是无意识的
个体受到童年经历与遗传因素的共同影响
患者对治疗师的移情是理解治疗的一个主要来源
治疗师的反移情提供了对于患者如何影响他人的有价值的理解
患者对治疗的阻抗是治疗的重点
症状和行为具有多重功能，受到复杂且常常是无意识的力量的影响
心理动力学治疗师坚持帮助患者获得真实感和独特感

心理动力学心理治疗的核心概念

无意识的心理功能

虽然弗洛伊德并没有发现无意识，但他详细阐述了核心的理论和技巧。这种对无意识心理活动的强调仍然是精神分析或心理动力学心理治疗的核心。但是，相较于弗洛伊德的早期著作，我们对无意识心理功能的思考已经有了很大的发展。弗洛伊德最初关注的是心理的**地形图模型**（topographic model），它涉及意识、前意识和无意识的分层模型。虽然无意识的内容不容易进入意识，但前意识的内容可以通过转移注意力来获取。弗洛伊德的很多著作都关注"无意识"，"无意识"就像一个蓄水池，它压抑了许多被挡在意识外的冲突。弗洛伊德最初的精神分析方法就是试图将这些无意识的内容带出压抑之外，使它们能够被检验和理解。然而，他很快就意识到，通过宣泄来解除压抑的记忆不能带来持久的改变。

弗洛伊德的模型渐渐变得愈加复杂，尤其在 1923 年引入了由自我、本我和超我组成的三重结构理论时，达到顶峰（Freud 1923/1961）。在结构模型中，自我与攻击驱力和性驱力相区别。自我所在的意识层面的功能包括大脑的执行功能，如决策、数据整合和心算。自我的无意识层面主要涉及防御机制，旨在对抗本我蕴含的强大冲动本能。性驱力和攻击驱力被看作基本驱动力，自我需要大量的防御工作以防止它们破坏人的正常功能。

如图 1–1 所示，本我完全是无意识的，并受到自我和超我的无意识部分控制。超我主要是无意识的，象征着个体对父母和他人道德价值观的内化。有时超我被分为理想自我和道德良知。理想自我的作用是禁止（即，根据个体的价值体系来决定他**不**应该做什么），而道德良知和超我是规定（即，指示一个人**应该**做什么）。

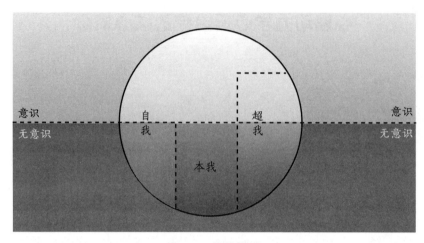

图 1–1　结构模型

注：为了简洁并未描述前意识。

来源：Reprinted from Gabbard GO: *Psychodynamic Psychiatry in Clinical Practice*, 5th Edition. Arlington, VA, American Psychiatric Publishing, 2014. Used with permission.

　　这种结构模型发展出了无意识冲突理论。本我、自我和超我三种内在心理状态围绕着性驱力和攻击驱力的表达与释放，长期处于冲突状态。信号焦虑是由本我、自我和超我的冲突产生的（Freud 1926/1959）。这种类型的焦虑提醒自我，需要一种防御机制来抑制那些似乎是被禁止的攻击驱力或性驱力的表达。神经症性冲突的症状就是这样形成的。换句话说，冲突产生了信号焦虑，信号焦虑引发防御机制，防御机制引发自我和本我以及本我和超我之间的妥协。因此，症状可以被理解为一种妥协的形式，它可以用来抵御愿望，同时也以伪装的形式来满足愿望。

　　尽管无意识冲突仍然是心理动力学治疗中普遍存在的现象，但我们对于无意识心理活动的理解相较于弗洛伊德时期的理解已发生了巨大转变。弗洛伊德提出"大部分心理活动是无意识的"的基础假设，并已经得到了大量实验和临床研究的广泛验证（Etkin et al. 2015; Gross 2013; Gyurak et al. 2011; Rice and Hoffman 2014; Westen 1999）。然而，许多研究从概念上推动了这一领域的发展，使我们更多地考虑记忆系统，而不是心理或大脑的某个特定区域。陈述性记忆包括对事实或事件的认识，其中部分可能因为冲突而被压抑。程序性记忆包括"如何"学习知识——比如骑自行车——或者"如何"维持人际关系（Gabbard 2014）。无意识图式指向内在客体关系，在某种程度上来说也就是程序性记忆，在各种人际情境中不断被重复。另一种内隐记忆本质上是联想性的，包括词语、感情、想法、人、事件或事实之间的联系。

近期许多有关心理动力学思维方式的相关记忆研究已经超越了对外显记忆和内隐记忆的差异性研究（Gabbard 2014; Gross 2013; Gyurak et al. 2011; Rice and Hoffman 2014），也可以看作对情绪调节的研究。试图抑制情绪的过程是外显的，然而无意识的防御机制是内隐的情绪调节。内隐调节起源于前额叶皮层和腹侧前扣带回的抑制功能，外显的情绪调节起源于背侧前扣带回和背侧前额叶皮层（Etkin et al. 2015）。与治疗师和他人关系的某些方面建立在被压抑的冲突之上，治疗师的干预可能会将这些冲突带入患者的意识，将无意识的感觉带入意识之中。

有关无意识心理功能的研究发现，即使那些认为自己没有任何形式的种族歧视的人，在参与精心设计的研究时，也可能显露出无意识的种族主义倾向。Word 等人（1974）设置了一个面向普林斯顿学生的模拟面试场景。普林斯顿大学的白人学生作为就业面试官，当面试者为非裔美国人而非白人时，这些面试官们坐得离面试者更远，犯更多的语言错误，结束面试的时间也更早。当进行面试的白人学生被告知，在面对白人面试者时使用与面对黑人面试者相同的非语言行为模式，白人面试者表现出了之前没有被监测到的问题。因此，调查人员得出结论，即使面试官并没有有意识的歧视，申请工作的非裔美国人也可能在面试中受到歧视。

意识之外的情感或情绪状态会对行为产生影响，这一直是个备受争议却难以验证的议题。Berridge 和 Winkielman（2003）设计了一个巧妙的研究对此进行验证。实验中，被试首先观看 8 张 16 毫秒的阈下面部表情（快乐、愤怒或中性），随后立即呈现一个足够长时能够被意识到的表情（见图1–2）。

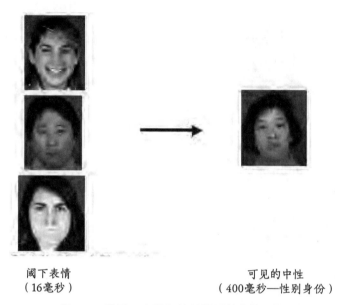

阈下表情　　　　　　　　　　可见的中性
（16毫秒）　　　　　　（400毫秒—性别身份）

图 1–2　快乐、中性和愤怒的面部表情示例

来源：Reprinted from Berridge KC, Winkielman P: "What Is an Unconscious Emotion? (The Case for Unconscious 'Liking')." *Cognition and Emotion* 17:181–211, 2003, p. 189. Reprinted with permission of Taylor & Francis Ltd.

　　呈现完愤怒、快乐或中性的表情后，被试需立即对主观情绪进行1~10分的打分，从非常不愉快到非常愉快。接下来给他们一罐水果饮料，让他们想倒多少就倒多少，喝完以后进行评估。在这些口渴的被试中，观看快乐的阈下表情图片的被试比只看中性表情图片的被试多倒出和喝完50%的饮料。观看愤怒的阈下表情图片的被试比只看中性表情图片的被试倒出和喝完更少的饮料（见图1–3）。即使被试在倒饮料和喝饮料之前没有意识到主观情绪状态的变化，这种情况还是会发生。研究人员得出的结论是，无意识的情感反应会影响行为。

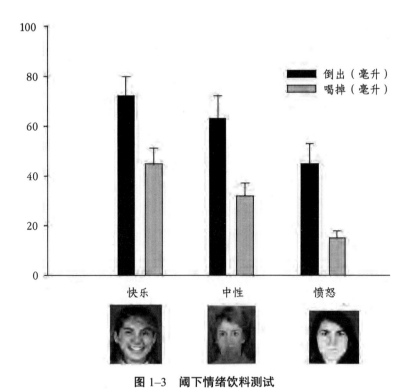

图 1–3　阈下情绪饮料测试

来源：Reprinted from Berridge KC, Winkielman P: "What Is an Unconscious Emotion? (The Case for Unconscious 'Liking')." *Cognition and Emotion* 17:181–211, 2003, p. 189. Reprinted with permission of Taylor & Francis Ltd.

　　2008 年的总统大选再次证明了无意识的心智功能。Galdi 等人（2008）开发了一种评估自动心理联结的计算机快速分类任务。他们将这些心理联结与被试自我报告的支持信念和偏好进行关联。自动关联结果预测到，在一周的时间里，那些政治选择上犹豫不决的被试在自我报告的信念和选择上发生了有意识的变化。研究人员发现，那些在意识里犹豫不决的人往往已经在无意识水平上做出了决定。研究人员指出，即使是在政治选择这样的重要问题上，人们似乎对自身的无意识也没有任何的认知。他们随意地给出选择理由，尽管这些理由显然是凭空捏造的。研究人员指出，公开投票在提供选民为何投票的信息时往往具有误导性。即使人们不知道他们为什么会这样投票，当被问及这个问题时，他们也很少回答"我不知道"。研究人员由此认为，绝大多数的心理过程是无法直接观察到的。

揭示无意识种族主义倾向的研究有力地证实了无意识在人际关系中持续发挥作用。关于此现象的数据大多都来源于内隐联想测验，该测验向被试快速呈现黑人或白人面孔及积极和消极词汇（Banaji and Greenwald 2013）。研究人员发现，即使被试想要像对待白人面孔那样快速关联积极词汇和黑人面孔，他们也做不到。研究表明，大约75%的美国人无意识且自动地偏好白人而非黑人。有关性别、性取向、年龄、体重、残疾和国籍方面的刻板印象也存在相似比例的偏好。

尽管外显记忆通常与陈述性记忆关联，内隐记忆通常与程序性记忆关联，然而不管陈述性还是程序性记忆，都既可以是**外显的**也可以是**内隐的**——表达或提取的过程是否存在意识参与（Westen and Gabbard 2002a, 2002b）。记住五年级老师的名字是外显陈述性记忆的例子，因为提取这个名字是通过注意转移实现的。然而，如果一个人在收音机里听到某首歌流泪却不知道为什么，那么这很可能就是内隐陈述性记忆。换句话说，与这首歌相关的事件——或许是一段感情的破裂——与这首歌建立了永久联结，但这一事件与这首歌之间的联结却很难出现在意识范围内。但是，治疗中的探索可能会找回这种联结。

这种联结方式在个体早期生活中就已内化，每个人都在早期经验的基础上自动与他人建立联结。程序性记忆通常是内隐的，它自然地发生在每天患者走进治疗室并与治疗师打招呼时。内隐程序性记忆负责许多防御机制，这些防御机制自动将不愉快的感觉逐出意识范围。但是，如果有意识地注意其表达过程，程序性记忆也可以是外显的。压抑就是这样一种防御机制。如果一个男性患者发现自己对治疗师很生气，但又担心表达愤怒会破坏双方的关系，他可能会有意识地压抑这种愤怒，将愤怒的感觉从自己的意识中赶走。程序性记忆和陈述性记忆协同运作，在实际工作中很难将两者区分开。

　　从心理动力学角度来看，我们大多数人都能意识到困惑却被无意识所控制（Gabbard 2014）。意识加工可能还在进行中，无意识的自动化处理就已经完工并做出了决定。例如，在浪漫关系中，情欲吸引的"直觉"可能会引发焦虑，从而引发自动化防御——由内隐程序性机制调节——接管个体的意识觉知，让他或她相信自己并未受到吸引。神经科学的研究通过区分缓慢、受控、需要努力的过程和快速、情绪化、不费力的过程（即通常所说的直觉）来支持这种心理动力学观点（Kuo et al. 2009）。弗洛伊德假设，一个人的无意识可以在不通过意识觉知的情况下对另一个人的无意识做出反应。越来越多的研究表明，直觉与无意识心理功能相关，而且通常相当准确（Schore 2011; Volz and von Cramon 2006）。临床工作者假设，无意识的模式匹配主要受到右侧大脑的调节作用，而不是之前来自一些耍机灵的医生所说的"第六感"（gut feeling[1]）。然而，事情并没有这么简单，自动化反应可能基于问题重重的内部客体关系，例如将错误的认知当作不可动摇的信念。患者可能第一次见到治疗师时就感觉治疗师是个非常苛刻的人，却没有意识到治疗师的外表让患者联想起其苛刻的父亲（Westen and Gabbard 2002b）。因此，患者必须利用理性思维的"慢加工过程"，在自动觉知和治疗师的真实特征之间建立联系，以抵消患者进入办公室时快速加工产生的模式匹配。

发展的视角

　　发展的视角是心理动力学理论的核心假设。童年经历与遗传特征共同塑造了一个人。我们在遗传学和认知神经科学方面的知识表明，儿童遗传

---

[1] 直译为"肠子的感觉"，也译为"直觉"。——译者注

的性情很大程度上决定了他们与父母的互动方式。孩子被遗传的特征会引起父母的特定反应（Reiss et al. 1995）。父母的行为反过来又塑造了孩子的个性。从这个角度来说，把孩子的问题归咎于父母过于简单粗暴。从发展的角度来看，孩子天生的特质、父母的心理特征以及父母与孩子"契合"之间的复杂关系是至关重要的（Gabbard 2014）。

早期的精神分析理论对个体发展的理解主要基于力比多部位。儿童的力比多或性驱力与口腔、肛门和生殖器有关。然后，儿童进入俄狄浦斯期，在这个阶段中，他或她希望成为异性父母唯一的爱的客体。这个阶段涉及母亲、父亲和孩子之间复杂三角关系的重要认知。**负向**（negative）俄狄浦斯情结描述了孩子对同性父母的渴望，将异性父母视为竞争对手。正向和负向的俄狄浦斯主题在发展过程中都很明显。

对男孩来说，超我的发展被认为是俄狄浦斯情结发展的结果。孩子意识到他无法战胜父亲拥有母亲，不得不认同父亲以避免父亲的报复。阉割焦虑是处于俄狄浦斯期男孩的常见担忧，他们担心父亲可能会通过攻击其生殖器来进行报复。为了避免这种可怕的可能性出现，男孩认同他的父亲，并寻找一个像自己母亲一样的女人，这样他就可以避免与父亲的直接竞争。

与经典的弗洛伊德理论不同，关于女孩俄狄浦斯情结的认知已经发生了变化。女性主义理论的发展取代了女性比男性低级、受到阴茎嫉妒折磨的传统观点。现代女性心理发展观认为，女性身份的发展受到基因、文化、对父母的认同和内在客体关系的复杂影响，而非简单的解剖学差异（Benjamin 1990; Chodorow 1996）。

发展理论的另一个关键特征：自我与他人的早期经验以及相关情感状态被内化成为人际互动表征（Fonagy and Target 2003）。这些内化的客体关系在一生中不断地重复，心理治疗中患者有问题的互动模式通常源于儿童早期有问题的人际关系。内在父母的表征可能与他们在现实中的形象并不完全相同。孩子对父母的幻想可能夸大了父母互动中的固有倾向，因此，特定神经网络印刻的自体和客体表征可能在不同程度上偏离外部人物的实际特征。

我们今天所知的客体关系理论主要是在英国发展起来的，当时梅兰妮·克莱因（Melanie Klein）试图将内驱力理论与客体关系结合起来。随后的理论家，如 W.R.D. 费尔贝恩（W. R. D. Fairbairn）和 D.W. 温尼科特（D.W. Winnicott）提出了所谓的**英国独立学派**（British independent）视角，他们认为儿童的主要动机是寻求客体而非追求满足（经典弗洛伊德理论）（Gabhard 2014）。当代精神分析理论认为，主体间性扩展了客体关系理论的范围，因此现在我们认为治疗双方共同创建了治疗师和患者之间的关系场。换句话说，治疗师的主观性持续地影响着患者的移情。

而自体心理学强调内心冲突，海因茨·科胡特（Heinz Kohut 1971, 1977, 1984）在发展缺陷模型的基础上发展了自体心理学。科胡特认为，许多人缺乏来自母亲适当的共情，这造成他们的内在缺陷。这种缺陷促使他们寻求他人的回应以弥补自身的功能丧失。科胡特将之称为**自体客体功能**（selfobject functions）。在他看来，自体一致性来源于照料者的自体客体回应。

自体心理学视角与丹尼尔·斯特恩（Daniel Stern 1985, 1989）的婴儿观察工作相一致。他指出，母亲确认和肯定的反应对于婴儿自体感的发展是至关重要的。科胡特强调，如果没有这些反应，自体可能会分裂，形成一种极端自恋脆弱的临床形象。

依恋理论虽然与客体关系理论有一定的联系，但发展路径却不相同。鲍尔比（Bowlby 1988）反复强调孩子的**真实体验**而非幻想的重要性，与克莱因的理论形成鲜明对比。鲍尔比认为，孩子的整个行为系统都是为了与母亲或照料者保持亲近（Fonagy 2011）。在依恋理论中，孩子的动机不是简单地寻找一个客体，而是要获得一种与母亲或照料者保持身体亲密的舒适的心理及生理状态。婴儿**陌生情境**（strange situation）实验的研究提出了几种不同的依恋类型（Ainsworth et al. 1978）。当与母亲短暂分离时，孩子可能会有以下四种反应：（1）安全型依恋；（2）焦虑–回避型依恋；（3）焦虑–矛盾或抗拒型依恋；（4）混乱/迷惑型依恋。这些依恋类型与成人依恋类型有一定的关联：（1）安全/自主型；（2）不安全/疏离型的成人，理想化、贬低、否认过去和现在的依恋关系；（3）痴迷型成人，对亲密关系感到很困惑或被淹没；（4）犹豫不决或混乱的人，往往是创伤或被忽视的受害者。创伤或忽视造成的不安全依恋可能会阻碍**心智化**（mentalize）能力的发展，也就是说，将其他人或自己的观点当作动机来源。

主要发展理论的粗略调查并不能兼顾当代精神分析复杂又备受争议的发展观（更详细的信息参见 Gabbard 2014 and Fonagy and Target 2003）。每种理论模型在特定的临床情境下都可能有价值，而心理动力学治疗师会根据患者的具体情况来调整理论模型（表 1–3）。

表 1–3　发展模型

理论模型	动机	发展的基本单元	精神病理学原理
自我心理学	满足驱力	本我 自我 超我	冲突/妥协的形成
客体关系理论	寻找客体	自我和他人的表征 通过情感进行联结	经常发生的适应不良的人际关系模式来源于内部客体关系的外化
自体心理学	自我凝聚力/自尊	自体–自体客体	碎片化自我/自恋脆弱性
依恋理论	身体安全感	内部工作模式	不安全的依恋/心智化的失败

不论理论模型如何发展，心理动力学的观点是一致的，即成年患者受到早期经验的重要影响，这个影响在当下与人（包括治疗师）交往时依然重复发生。

移情

当童年关系模式重复出现在当下与治疗师的关系中，我们可以观察到心理动力学的核心概念——**移情**（transference）。过往人物的品质被投射到医生身上，因此患者在医生身上也体验到与过去人物相关的情绪体验。弗洛伊德最初的理念认为移情是一个"原型模型"（Freud 1912/1958）。弗洛伊德认为，来自儿童期的力比多或性驱力直接投射到了精神分析师身上。克莱因及客体关系理论学家通过提出**投射性认同**（projective identification）对移情概念进行了扩展（Feldman 1997; Gabbard 1995; Joseph 1989; Ogden 1979; Spillius 1992）。在投射性认同中，患者无意识地将自体或客体表征投射在治疗师身上，并通过施加人际压力，"迫使"治疗师呈现出与已投射表征相似的特征。因此，患者可能会不断地激怒治疗师直到治疗师发怒，从而无意识地符合了患者过去愤怒客体的形象。

通过强调治疗师作为补充患者自体的自体客体移情，自体心理学扩展了移情的概念。因为自体被视作处于缺陷状态，移情客体必须填充缺乏适当共情的父母的功能。因此，患者可能通过钦佩或验证治疗师来寻求自体完整性。史托楼罗（Stolorow 1995）强调移情从根本上讲是二元性的。弗洛伊德描述移情具有重复性，同时，这个重复性也表现在患者通过寻找一个新的客体经验寻求治愈。

最近，后现代新精神分析视角——如关系、建构主义和人际关系理论——影响了人们看待移情的方式。建构主义的移情观点（Hoffman 1998）强调治疗师的实际行为会持续影响患者对治疗师的感受。从这个角度来看，患者和治疗师的互动实际上是治疗师现实特征和患者旧客体关系交互作用的结果。事实上，所有移情的当代理论都认为，患者对治疗师的认知是治疗师的真实特征和过去形象的混合——实际上是新旧关系的结合。

从神经科学的角度来说，期待对移情的作用类似于视神经处理视觉盲点时的功能（Solms and Turnvall 2002）。尽管视野中有"空白"区域，但我们会根据预期看到的东西来填补空白。右眶额叶皮层在发展通过情感联结的自我和他人表征中起着关键作用（Schore 1997）。这个脑区既存在动机和情绪状态的皮层下信息加工，同时也存在外部环境的皮层信息加工。因此，产生表征的神经网络会从这个脑区收到大量编码信息。Schore（2011）强调内隐自体是在右脑中形成的。左半球负责协调大多数的语言行为，而右半球负责直觉和无意识相关信息。因此，在心理治疗中，患者的右半球不仅接收自己的心理状态信息，还要接收治疗师的心理状态信息。由此可以推断，治疗师和患者的非言语沟通引发了内隐移情，两人的内隐情绪沟通是移情的重要组成部分。

反移情

心理动力学治疗的标志性观点是，患者和治疗师是两个独立的个体，在治疗中进行有意义的交流。心理动力学治疗师不是通过显微镜观察标本的科学家。相反，她是一个有着冲突和情感斗争的普通人。她无意识地将患者体验成过往人生中的某人，同时患者也把她体验成自己过去人生中的某人。因此，治疗师的**反移情**（countertransference）类似于患者的移情。然而，随着时间的推移，这种狭义的或弗洛伊德式的反移情观点已经得到了扩展，即反移情是治疗师对患者的全部情感反应。这个扩展的定义也规范了反移情这个概念，它不再只是帮助患者的障碍，也是有关患者的重要信息来源。反移情现在被看作一种主要的治疗和诊断工具，它向治疗师提供了大量有关患者内心世界的信息。

今天大多数的理论观点认为反移情是在临床医生身上共同发生的反应。换句话说，治疗师对患者的部分反应是由于治疗师将过去的关系带入当下，就像移情。然而，除此之外，治疗师的其他情绪是受到患者投射性认同的**诱导**产生的，患者重现旧的客体关系，治疗师在其中扮演来自患者过去的重要角色（Gabbard 1995）。例如，如果患者使治疗师感到愤怒，治疗师的愤怒可能来源于自身内心世界的过往关系，同时也来自于患者的实际行为，引发治疗师类似于**患者**过去的客体反应。

阻抗

　　动力学心理治疗的一个锚定原则是患者对改变的态度是矛盾的。通过长期使用特定的防御机制来抵御痛苦情绪，患者得以实现内在平衡。进入治疗会威胁这个平衡，所以患者可能会无意识地反对治疗师的洞察和改变的努力。患者特有的用以处理不愉快情绪的防御机制，在治疗中以阻抗的形式被激活（Greenson 1967）。阻抗和防御机制的区别很简单，前者可以被治疗师观察到，而后者必须通过推断得出（Thoma and Kachele 1987）。阻抗呈现出多种形式，包括沉默、无话可说、忘记支付治疗费用、谈论表层的无关紧要的问题、拒绝讨论治疗目标、迟到、忘记服药、忘记治疗师说的话，或者取笑治疗师的干预措施。

　　许多阻抗是**移情性阻抗**（transference resistance）。患者可能因为他们所幻想的治疗师看待他们的方式而对治疗产生阻抗。患者可能不会告诉治疗师他们最羞耻的秘密，因为他们坚信治疗师会因为吐露的这些秘密而羞辱和批评他们。患者阻抗的方式是对过去关系的再创造，这种关系持续影响着当下的各种关系。因此，阻抗不仅是一个要从治疗中移除的简单阻碍。它揭示了患者从过去转移到当下与治疗师关系中的重要内在客体关系（Friedman 1991）。治疗师试图帮助患者理解什么被再创造出来，以及它如何影响患者在治疗中解决问题的能力。

心理决定论

心理决定论的基础精神分析概念指的是我们在生活中的行为是由与他人动态关系的无意识力量所塑造的。类似地，症状或行为通常具有特定功能，能够解决很多问题，尽管我们现在还无法掌握它们无意识的因果关系（Gabbard 2007）。Sherwood（1969）说"弗洛伊德明确地提出，行为产生的原因**既**复杂（多重因素决定）**又**多元（充分条件下存在多种选择模式）"（p.181）。换句话说，行为或症状有时是由特定的心理系统因素共同作用产生的结果，但是其他时候它们是由不同的致病因素造成的。与愉悦的愿望或安全感相关的无意识幻想决定了我们与他人交往、控制痛苦的感受以及生活的方式（Fonagy and Target 2003）。

精神病学家明白，遗传、生物、创伤和社会因素也会影响行为。脑损伤患者可能会因为脑部损伤而非其他重要动力性原因而遗忘。尽管如此，心理动力学治疗师认为基因和社会因素共同作用导致的症状和行为结果也是有意义的。这些意义与长期存在的无意识信念、想法和感受有关，并且可以在治疗中与患者一起充分探索。

患者特殊的主体性

心理动力学理论的一个终极原则是我们并不真正地了解自己。由于各种冲突、禁忌、焦虑和防御，我们往往会欺骗自己，而心理动力学治疗师的任务就是找寻患者的真实自体。

温尼科特（1960/1965）指出，当不能接受或认可孩子的父母持续性地挫败婴儿的主动性，婴儿就会另辟蹊径来与父母沟通。这种方法通常涉及一个被父母认可和赞赏的**虚假自体**（false self）。然而，真正的自体可能会被羞愧所笼罩，并在某种程度上丧失真实性。在心理动力学治疗中，治疗师寻找每一位患者的特殊主体性。治疗师试图确认和认可患者的真实自体。然而，这个真实自体很少是单一体，大多数患者伴随关系环境的变化存在多层面的自体结构。

动力学心理治疗最显著的特征之一就是治疗师把患者当成罹患某种心理疾病的人来看。当我们治疗患者的焦虑或抑郁症状时，我们也关注**真实性**。接受心理治疗的患者和其他人一样，通过毕生努力建立起了防御机制，因此在该治疗中自我欺骗是普遍存在的。我们都倾向于隐藏自己。我们希望被了解、被认可和被认同，但我们却被羞耻的幻想、恐惧和愿望所困扰，我们担心如果暴露出自己隐藏的一面，别人会对我们有不好的看法。因此，动力学心理治疗师决心帮助患者找到真正的自己，以及他们想要怎样度过一生。

研究告诉我们什么？

精神分析学家和心理动力学治疗师多年来都很自得。患者们在门口排起了长队，而研究被认为是治疗实践的次要工作。结果，与 CBT 的广泛研究相比，对精神分析和心理动力学治疗效果的有力研究相对较少。事实上，开展长期心理动力学治疗的研究存在巨大困难（Gabbard et al. 2002）。与 16 周的短期治疗实验相比，开展 1~5 年治疗效果研究项目的成本是非常高的。找到一个合适的对照组也很困难。考虑到治疗中的探索有时会带来痛苦，为了保证必要的治疗动机，精神分析和心理动力学治疗的一个基本原则是患者必须是自愿前来治疗的。因此，对研究人员来说，患者的随机分组也是一个主要障碍。同样地，在长程治疗中，治疗组或对照组的退出人数可能严重影响到统计分析结果（Gunderson and Gabbard 1999）。

心理治疗的随机对照试验（randomized controlled trials, RCTs）涉及

一系列不可避免的问题。实验中不可避免地要使用排除标准来精确定位一种心理障碍。因此，对照组的患者通常与自然状态下接受治疗的患者有很大不同。例如，其他伴随症状并未充分纳入考量。随机对照试验通常是根据症状被筛选出来的，而在现实的心理治疗中，患者往往不会区分他们的症状和日常生活中的固有问题。换句话说，症状改善并不是心理治疗的唯一目标。许多前来治疗的患者希望了解生活的真正意义——关系中不可避免的冲突、不可控的外部事件、爱与恨的纠缠、生而为人每个发展阶段的哀悼。

的确，CBT 和心理动力学治疗的区别在于治疗的目标是否与特定障碍的症状治疗有关。Nilsson 等人（2007）在一项比较 CBT 和心理动力学治疗的变化体验的研究中发现，对治疗满意的患者对治疗结果的评论也不同。当谈到改变时，受益于 CBT 的患者会把重点放在现存问题和处理问题的方法上。另一方面，受益于心理动力学治疗的患者则倾向于谈论涉及整个人格的更广范围的议题。同样，他们对心理治疗师的描述也有所不同：

CBT 患者描述自己务实而具体的目标，治疗师则是解决这些问题的专家；心理动力学治疗患者认为医生为他们提供了一个安全的空间，在这里他们可以合作探索患者的生活方式，并找到一种更积极、更自尊自爱、更整合的生活方式。（Nilsson et al. 2007, p. 561）

另一个有关长程动力学治疗的随机控制组模型的担忧是，随机对照试验通常是有时限的，而许多长程动力学治疗师认为根据特定患者的不同困境，治疗时间要依据需要延长。正如 A 女士在本章开头的对话中所指出的，有些人在治疗中需要一些时间躲起来回避他们的问题。另一个经常发生的问题是很难找到合适的对照组。最严格的控制组是使用一个成熟的替代疗法（Galihard et al. 2002），但通常难以实现。如果研究人员对一种疗法特别感兴趣，可能就不会努力招募另一种替代疗法的从业者。一项系统的元分析结果有力地证明，研究者对心理治疗结果的忠实度会对研究结果产生实质性影响（Munder et al. 2013）。最后，治疗师不像药片或胶囊般统一规格，他们有自己的个性，所以适合精神药理学的研究模式并不容易转化为心理治疗的研究模式。心理治疗的成功很大程度上取决于治疗师和患者是否"合得来"。人性中的一个基本事实是，我们每个人都会与特定的人更投缘。

尽管随机对照试验模型在心理动力学治疗研究中存在这些局限性，但是出现在文献中的严谨的疗效研究却越来越多。Shedler（2010）指出，近来这些文献研究提供了心理动力学治疗卓有成效的实证性证据。通过对动力学心理治疗和其他疗法的比较研究，他指出动力学治疗的疗效和其他所谓"循证"疗法的疗效具有等同的效应量。此外，他还指出，研究结束后的随访中发现，接受心理动力学治疗的患者可以持续地保持治疗效果，他们往往在治疗结束后继续改善。如这些文献所述，心理动力学治疗似乎有"缓释剂"的作用，它启动了持续自我反省的内部过程。

短程心理动力学心理治疗

大量关于短程心理动力学心理治疗（short-term psychodynamic psychotherapy，STPP）的研究证实了治疗原则的合理性。Anderson 和 Lambert（1995）对 26 项研究的元分析结果发现，短程心理动力学治疗与其他治疗一样有效。另外三项研究表明，对核心冲突的准确解释可以预测治疗和治疗结束后的疗效（Crits-Christoph et al. 1988; Joyce and Piper 1993; Silberschatz et al. 1986）。

最近，Leichsenring 等人（2004）对 1970—2004 年的短程心理动力学心理治疗研究进行了元分析。他们将短程心理动力学心理治疗定义为少于

40 次的治疗。该元分析中涉及的心理障碍包括：重度抑郁症、创伤后应激障碍、进食障碍、镇静剂和可卡因依赖、C 型人格障碍、边缘型人格障碍、躯体形式疼痛障碍、慢性功能性消化不良和社交恐惧症。短程心理动力学心理治疗和 CBT 在目标问题、一般心理问题和社会功能改善方面没有差异。作者认为短程心理动力学心理治疗是治疗一系列心理疾病的有效方法。

Abbass 等人（2006）在著名的科克仑（Cochrane）系统性综述数据库中发表了一篇关于短程心理动力学心理治疗的元分析。该综述评估了相比于最小治疗和无治疗，短程心理动力学心理治疗对患有常见精神障碍的成年人的疗效。它包括了所有患有常见精神障碍的成年人的随机对照试验，其中短程心理动力学心理治疗持续不超过 40 小时。在 23 项涉及 1431 名患者的随机研究中，囊括了 11 种精神障碍。该研究评估了短程心理动力学心理治疗对整体、躯体、焦虑和抑郁症状缓解和社会适应的疗效。相比于对照组，治疗组中大多数类型的障碍有了很大改善，在中期和长期的随访中，治疗效果持续存在。

在随后发表的文章中，Abbass 和他的合作者（2014）进行了另一项调查，基本上是对 2006 年的综述的更新。他们找到了短程心理动力学心理治疗的随机对照组，这一次他们含纳了 33 项研究，涉及 2173 名患有常见精神疾病的参与者。与对照组相比，除了躯体症状外，实验组其他所有类型的障碍都得到了显著改善。

自本书第 2 版出版以来，已经有两个非常有影响力的随机对照试验发表了，它们比较了心理动力学治疗和 CBT 对重度抑郁症患者的门诊治疗（Connolly Gibbons et al. 2016; Driessen et al. 2013）。在 Driessen 的研究中，关于 CBT 和心理动力学治疗疗效的所有测量结果均未发现统计学显著差异。这项随机对照试验发表在《美国精神病学杂志》（*American Journal of Psychiatry*）上，主编是一名著名的 CBT 研究者（Thase 2013）。在随附的社论中，Thase 强调，这项研究提供了一些迄今为止最有力的证据，表明心理动力学治疗可以有效地治疗重度抑郁症。由 Connolly Gibbons 等人进行的研究建立在 2013 年实验的基础上，包括对生活质量和功能的广泛评估，对治疗忠诚度的独立盲评，并关注在社区心理健康情境下提供的治疗。研究人员发现，在接受针对重度抑郁症的服务的社区心理健康患者中，心理动力学治疗在缓解抑郁症状方面并不逊于认知疗法。两种治疗均对其治疗方法持有高度的忠诚度，并且可以清楚地进行区分。这两项研究做出了巨大的贡献，预示着心理动力学治疗成为实证有效的疗法指日可待。

长程心理动力学心理治疗

只有少量的随机对照试验关注更持久的或长程的心理动力学心理治疗，但这个数量正在逐渐增加，在科学家眼中，这为长程心理动力学治疗提供了越来越多的合理性。

Winston 等人（1994）对 25 例 C 型人格障碍患者进行了对照组实验，采用动力学治疗的平均会谈次数为 40.3 次。与等候列表上的对照组患者相比，样本患者在所有测评中都得到显著改善。在 1.5 年后的随访中，患者表现出持续的获益。

Svartberg 等人（2004）将 50 名符合 C 型人格障碍诊断标准的患者随机分配到 40 个疗程的心理动力学心理治疗或认知治疗组中。所有治疗师都对手册化指导的督导经验丰富。对结果的评估包括症状困扰、人际关系问题和核心人格病理学。在治疗期间和 2 年后随访中，所有患者的各项指标均有统计学意义上的改善。认知治疗组患者在随访期间没有进一步的症状改善，而动力学治疗组患者仍有改善。治疗结束两年后，54% 的动力学治疗组患者和 42% 的认知治疗组患者症状得到缓解。研究人员总结，有理由认为使用心理动力学心理治疗后病情会持续改善。

在"波士顿心理治疗研究"（Boston Psychotherapy Study, Stanton et

al. 1984）中，研究者比较了接受支持性治疗的精神分裂症患者，与接受经验丰富的精神分析取向治疗师一周 2 次或更多次的精神分析治疗的精神分裂症患者。尽管两组患者在某些结果指标上似乎都有不同程度的改善，但总的来说，接受精神分析治疗的患者并没有明显的优势（Gunderson et al. 1984）。Heinicke 和 Ramsey-Klee（1986）对接受密集（每周 4 次）心理动力学治疗和接受每周 1 次治疗的学习困难儿童进行了比较。这项随机对照试验包括持续一年以上的治疗。每周接受 1 次治疗的孩子比每周接受 4 次的孩子进步更快。然而在随访中，每周接受 4 次治疗的儿童表现出了更大的进步。

Bateman 和 Fonagy（1999）将 38 名边缘型人格障碍的患者随机分配到精神分析取向的部分住院治疗组或标准精神病学护理的对照治疗组。部分住院组的主要治疗包括以心智化为基础的每周 1 次的个体精神分析心理治疗和每周 3 次的团体精神分析取向心理治疗。对照组没有接受任何心理治疗。在 18 个月治疗结束时，接受精神分析取向治疗的患者在抑郁症状、社会和人际功能、住院需要、自杀和自残行为等方面表现出明显的改善。这种改善在治疗后 18 个月（每 6 个月评估一次）的随访中持续存在（Bateman and Fonagy 2001）。此外，治疗组在 18 个月后的随访期间继续改善。在研究开始的 8 年后和停止心智化治疗的 5 年后，接受治疗的患者仍然表现出临床和统计学上的优势。这种优势对于患有两种以上人格障碍的患者更为显著（Bateman and Fonagy 2013）。

Bateman 和 Fonagy（2009）在随后的一项针对边缘型人格障碍的随机对照试验研究中发现，心智化疗法优于同等频次的结构化临床管理疗法。研究者将另一种治疗边缘型人格障碍的动力性心理治疗——移情焦点治疗——与支持性心理治疗和辩证行为疗法进行了比较（Clarkin et al. 2007）。移情焦点心理治疗在改善诸如易激惹、愤怒和冲动等症状方面优于辩证行为疗法和支持性治疗。与其他两种疗法相比，接受移情焦点治疗的患者在依恋相关的测评表现上也有所改善（Levy et al. 2006）。

2008 年《美国医学会杂志》（*Journal of the American Medical Association*）上发表了一项关于长程心理动力学心理治疗有效性的元分析（Leichsenring and Rabung 2008）。这项元分析研究通过计算机搜索对 1900—2008 年间的长程心理动力学心理治疗研究进行了分析。只有涉及了 50 次以上治疗的研究被纳入，其中有 11 项随机对照试验研究和 12 项观察研究符合条件。治疗效果的计算包含整体治疗效果、目标问题、一般精神症状、人格功能和社会功能。为保障结果稳定性，分别对治疗结束时和随访时的治疗效果进行计算。与其他形式的短程心理治疗相比，长程心理动力学心理治疗在目标问题和人格功能方面表现出更好的结果和整体效果。在不同的诊断中，长程心理动力学心理治疗同时也表现出显著、巨大和稳定的组内效应，尤其是涉及持续共病的复杂心理障碍时。因此，研究人员认为对于有更严重的共病和更复杂的临床表现的难治患者，长程心理动力学心理治疗可能是最好的选择。

在随后发表的有关心理动力学治疗的系统性综述文献中，Leichsenring 等（2015）发现了类似的对心理动力学疗效的支持。作者使用以下标准进行了系统性搜索：心理动力学治疗随机对照试验，使用治疗手册或类似的治疗指南，使用具有信效度的测量工具对接受特定心理问题治疗的成年人进行诊断和结果评估。使用这个标准，他们挑选出 64 组随机对照试验，这些随机对照试验证明了心理动力学治疗对常见心理健康疾病的治疗效果。他们由此得出结论：心理动力学治疗对于治疗抑郁症、焦虑症、躯体形式障碍、进食障碍、物质相关障碍和人格障碍的确有疗效。在后续评估中，心理动力学治疗的效果呈稳定或增长趋势。

Fonagy（2015）也在同年发表了一篇系统性综述。他的结论是心理动力学治疗对躯体障碍、抑郁、某些焦虑症和进食障碍（神经性贪食症除外）有效。同时他还指出，少有证据支持心理动力学治疗对创伤后应激障碍、可卡因依赖、强迫症或精神病具有疗效。Fonagy 认为，迄今为止最有力的证据是长程心理动力学治疗对人格障碍，尤其是边缘型人格障碍的治疗价值。

为了更好地理解治疗时间长度在心理动力学治疗中的作用，芬兰研究人员 Knekt 等（2008）研究了 326 名门诊患者，其中 84.7% 患有情绪障碍，43.0% 患有焦虑障碍。128 名患者被随机分配到长程心理动力学心理治疗组，101 名患者被分配到短程动力学心理治疗组，96 名患者被分配到问题解决导向的治疗组。42 名患者终止了治疗。

为了对疗效进行测评，研究人员使用了抑郁症、焦虑症和整体症状的标准测量工具。第一年，短程心理动力学心理治疗比长程心理动力学心理治疗显著有效。然而，在三年后的随访中，长程心理动力学心理治疗比短程心理动力学心理治疗更有效。在所有的随访评估中，短程心理动力学心理治疗和问题解决导向的治疗之间没有发现显著差异。

总结

心理动力学心理治疗可以被定义为一组治疗方法，其中一些有更详尽的说明，它们关注人的主体性及其与内外部环境的交互作用。它包含发展的观点、无意识冲突、关系的内在表征、防御机制、经验的复杂意义，以及对自我本性和真相的探索。就本文而言，**长程**的定义是持续多于 24 次或 6 个月。一套基本的理论模型也是动力学治疗的基础。这包括自我心理学、客体关系理论、自体心理学和依恋理论。除了这些理论模型外，心理动力学治疗师还需受到一系列核心概念的指导：（1）心理世界大部分是无意识的；（2）童年经历与遗传因素共同塑造一个人；（3）理解患者对治疗师的移情是治疗的重点；（4）治疗师的反移情提供了理解患者如何诱导他人的有力价值；（5）患者对治疗的阻抗是治疗的重点；（6）症状和行为具有多重功能，受复杂且通常是无意识的力量决定；（7）心理动力学治疗师帮助患者获得真实感和独特感。长程动力学心理治疗的研究基础正在缓慢发展中，但现有研究结果令人备受鼓舞。

（段东园　译）

参考文献

Abbass A, Hancock JT, Henderson J, et al: Short-term psychodynamic psychotherapies for common mental disorders. Cochrane Database of Systematic Reviews 2006, Issue 4. Art. No.: CD04687. DOI: 10.1002/14651858.CD004687.pub3

Abbass AA, Kisely SR, Town JM, et al: Short-term dynamic psychotherapies for common mental disorders. Cochrane Database of Systematic Reviews 2014, Issue 7. Art. No.: CD004687. DOI: 10.1002/14651858.CD004687.pub4

Ainsworth MS, Blehar MC, Waters E, et al: Patterns of Attachment: A Psychological Study of the Strange Situation. Hillsdale, NJ, Erlbaum, 1978

Anderson EM, Lambert MJ: Short-term dynamically oriented psychotherapy: a review and metaanalysis. Clin Psychol Rev 15:503–514, 1995

Banaji MR, Greenwald AG: Blindspot: Hidden Biases of Good People. New York, Delacorte, 2013

Barber J, Morse JQ, Krakauer ID, et al: Change in obsessive-compulsive and avoidant personality disorders following time-limited expressive-supportive therapy. Psychotherapy: Theory, Research, Practice, Training 34:133–143, 1997

Bateman A, Fonagy P: The effectiveness of partial hospitalization in the treatment of borderline personality disorder: a randomized controlled trial. Am J Psychiatry 156:1563–1569, 1999

Bateman A, Fonagy P: Treatment of borderline personality disorder with psychoanalytically oriented partial hospitalization: an 18-month follow-up. Am J Psy- chiatry 158:36–42, 2001

Bateman A, Fonagy P: 8-year follow-up of patients treated for borderline person- ality disorder: mentalization-based treatment versus treatment as usual. Am J Psychiatry 165:631–638, 2008

Bateman A, Fonagy P: Randomized controlled trial of outpatient mentalization- based treatment versus structured clinical management for borderline per- sonality disorder. Am J Psychiatry 166:1355–1364, 2009

Bateman A, Fonagy P: Impact of clinical severity on outcomes of mentalisation- based treatment for borderline personality disorder. Br J Psychiatry 203:221– 227, 2013

Benjamin J: An outline of intersubjectivity: the development of recognition. Psy- choanal Psychol 7(suppl):33–46, 1990

Berridge KC, Winkielman P: What is an unconscious emotion? (The case for un- conscious "liking"). Cogn Emot 17:181–211, 2003

Blagys MD, Hilsenroth MJ: Distinctive features of short-term psychodynamic interpersonal psychotherapy: a review of the comparative psychotherapy process literature. Clin Psychol 7:167–188, 2000

Bowlby J: A Secure Base: Clinical Applications of Attachment Theory. London, Routledge, 1988

Chodorow NJ: Theoretical gender and clinical gender: epistemological reflections on the psychology of women. J Am Psychoanal Assoc 44(suppl):215–238, 1996

Clarkin J, Levy KN, Lenzenweger MF, et al: Evaluating three treatments for borderline personality disorder: a multiwave study. Am J Psychiatry 164:922– 928, 2007

Connolly Gibbons MB, Gallop R, Thompson D, et al: Comparative effectiveness of cognitive therapy and dynamic psychotherapy for major depressive disorder in a community mental health setting: a randomized clinical noninferiority trial. JAMA Psychiatry 73:904–911, 2016

Consumer Reports: Mental health: does therapy help?, November 1995, pp 734–739

Crits-Christoph P, Cooper A, Luborsky L: The accuracy of therapists' interpretations and the outcome of dynamic psychotherapy. J Consult Clin Psychol 56:490–495, 1988

Driessen E, Van HL, Don FJ, et al: The efficacy of cognitive-behavioral therapy and psychodynamic therapy in the outpatient treatment of major depression: a randomized clinical trial. Am J Psychiatry 170:1041–1050, 2013

Etkin A, Buchel C, Gross JJ: The neural bases of emotion regulation. Nat Rev Neurosci 16:693–700, 2015

Feldman M: Projective identification: the analyst's involvement. Int J Psychoanal 78:227–242, 1997

Fonagy P: Attachment Theory and Psychoanalysis. New York, Other Press, 2001 Fonagy P: The effectiveness of psychodynamic psychotherapies: an update. World

Psychiatry 14:137–150, 2015

Fonagy P, Target M: Psychoanalytic Theories: Perspectives From Developmental Psychopathology. London, Whurr, 2003

Freud S: The dynamics of transference (1912), in The Standard Edition of the Complete Psychological Works of Sigmund Freud, Vol 12. Translated and edited by Strachey J. London, Hogarth Press, 1958, pp 97–108

Freud S: The ego and the id (1923), in The Standard Edition of the Complete Psychological Works of Sigmund Freud, Vol 19. Translated and edited by Strachey J. London, Hogarth Press, 1961, pp 1–66

Freud S: Inhibitions, symptoms and anxiety (1926), in The Standard Edition of the Complete Psychological Works of Sigmund Freud, Vol 20. Translated and edited by Strachey J. London, Hogarth Press, 1959, pp 75–175

Friedman L: A reading of Freud's papers on technique. Psychoanal Q 60:564–595, 1991

Gabbard GO: Countertransference: the emerging common ground. Int J Psychoanal 76:475–485, 1995

Gabbard GO: Bound in a nutshell. Int J Psychoanal 88:559–574, 2007

Gabbard GO: Psychodynamic Psychiatry in Clinical Practice, 5th Edition. Arlington, VA, American Psychiatric Publishing, 2014

Gabbard GO, Gunderson JG, Fonagy P: The place of psychoanalytic treatments within psychiatry. Arch Gen Psychiatry 59:505–510, 2002

Galdi S, Arcuri L, Gawronski B: Automatic mental associations predict future choices of undecided decision-makers. Science 321:1100–1102, 2008

Greenson RR: The Technique and Practice of Psychoanalysis. New York, International Universities Press, 1967

Gross JJ: Emotion regulation: taking stock and moving forward. Emotion 13:359–365, 2013

Gunderson JG, Gabbard GO: Making the case for psychoanalytic therapies in the current psychiatric environment. J Am Psychoanal Assoc 47:679–704, 1999

Gunderson JG, Frank AF, Katz HM, et al: Effects of psychotherapy in schizophrenia, II: comparative outcome of two forms of treatment. Schizophr Bull 10:564– 598, 1984

Gyurak A, Gross JJ, Etkin A: Explicit and implicit emotion regulation: dual-process framework. Cogn Emot 25:400–412, 2011

Heinicke CM, Ramsey-Klee DM: Outcome of child psychotherapy as a function of frequency of session. J Am Acad Child Psychiatry 25:247–253, 1986

Hoffman IZ: Ritual and Spontaneity in the Psychoanalytic Process: A Dialectical-Constructivist View. Hillsdale, NJ, Analytic Press, 1998

Joseph B: Psychic Equilibrium and Psychic Change: Selected Papers of Betty Joseph. Edited by Feldman M, Spillius EB. London, Routledge, 1989

Joyce AS, Piper WE: The immediate impact of transference in short-term individual psychotherapy. Am J Psychother 47:508–526, 1993

Knekt P, Lindfors O, Härkänen T, et al: Randomized trial on the effectiveness of long- and short-term psychodynamic psychotherapy and solution-focused therapy on psychiatric symptoms during a 3-year follow-up. Psychol Med 38:689–703, 2008

Kohut H: The Analysis of the Self: A Systematic Approach to the Psychoanalytic Treatment of Narcissistic Personality Disorders. New York, International Universities Press, 1971

Kohut H: The Restoration of the Self. New York, International Universities Press, 1977

Kohut H: How Does Analysis Cure? Edited by Goldberg A with the collaboration of Stepansky PE. Chicago, IL, University of Chicago Press, 1984

Kuo W-J, Sjöström T, Chen Y-P, et al: Intuition and deliberation: two systems for strategizing the brain. Science 324:519–522, 2009

Leichsenring F, Rabung S: Effectiveness of long-term psychodynamic psychotherapy: a meta-analysis. JAMA 300:1551–1565, 2008

Leichsenring F, Rabung S, Leibing E: The efficacy of short-term psychodynamic psychotherapy in specific psychiatric disorders: a meta-analysis. Arch Gen Psychiatry 61:1208–1216, 2004

Leichsenring F, Luyten P, Hilsenroth MJ, et al: Psychodynamic therapy meets evidence-based medicine: a systematic review using updated criteria. Lancet Psychiatry 2:648–660, 2015

Levy KN, Meehan KB, Kelly KM, et al: Change in attachment patterns and reflective function in a randomized controlled trial of transference-focused psychotherapy for borderline personality disorder. J Consult Clin Psychol 74:1027–1040, 2006

Munder T, Brutsch O, Leonhart R, et al: Researcher allegiance in psychotherapy outcome research: an overview of reviews. Clin Psychol Rev 33:501–511, 2013

Nilsson T, Svensson M, Sandell R, et al: Patients' experiences of change in cognitive-behavioral therapy and psychodynamic therapy: a qualitative comparative study. Psychother Res 17:553–566, 2007

Ogden TH: On projective identification. Int J Psychoanal 60:357–373, 1979

Reiss D, Hetherington EM, Plomin R, et al: Genetic questions for environmental studies: differential parenting and psychopathology in adolescence. Arch Gen Psychiatry 52:925–936, 1995

Rice TR, Hoffman L: Defense mechanisms and implicit emotion regulation: a comparison of a psychodynamic construct with one from contemporary neuroscience. J Am Psychoanal Assoc 62:693–708, 2014

Schore AN: A century after Freud's project: is a rapprochement between psychoanalysis and neurobiology at hand? J Am Psychoanal Assoc 45:807–840, 1997

Schore AN: The right brain implicit self lies at the core of psychoanalysis. Psychoanal Dialogues 21:75–100, 2011

Shedler J: The efficacy of psychodynamic psychotherapy. Am Psychol 65:98–109, 2010

Sherwood M: The Logic of Explanation in Psychoanalysis. New York, Academic Press, 1969

Silberschatz G, Fretter PB, Curtis JT: How do interpretations influence the process of psychotherapy? J Consult Clin Psychol 54:646–652, 1986

Solms M, Turnvall O: The Brain and the Inner World: An Introduction to the Neuroscience of Subjective Experience. New York, Other Press, 2002

Spillius EB: Clinical experiences of projective identification, in Clinical Lectures on Klein and Bion. Edited by Anderson R. London, Tavistock/Routledge, 1992, pp 59–73

Stanton AH, Gunderson JG, Knapp PH, et al: Effects of psychotherapy in schizophrenia, I: design and implementation of a controlled study. Schizophr Bull 10:520–563, 1984

Stern DN: The Interpersonal World of the Infant: A View From Psychoanalysis and Developmental Psychology. New York, Basic Books, 1985

Stern DN: Developmental prerequisites for the sense of a narrated self, in Psychoanalysis: Toward the Second Century. Edited by Cooper AM, Kernberg OF, Person ES. New

Haven, CT, Yale University Press, 1989, pp 168–178

Stolorow RD: An intersubjective view of self psychology. Psychoanal Dialogues 5:393–399, 1995

Svartberg M, Stiles TC, Seltzer MH: Randomized, controlled trial of the effectiveness of short-term dynamic psychotherapy and cognitive therapy for Cluster C personality disorders. Am J Psychiatry 161:810–817, 2004

Thase ME: Comparative effectiveness of psychodynamic psychotherapy and cognitive-behavioral therapy: it's about time and what's next? Am J Psychiatry 170:953–955, 2013

Thomä H, Kächele H: Psychoanalytic Practice, Vol 1: Principles. Translated by Wilson M, Roseveare D. New York, Springer-Verlag, 1987

Volz KG, von Cramon DY: What neuroscience can tell about intuitive processes in the context of perceptual discovery. J Cogn Neurosci 18:2077–2087, 2006

Westen D: The scientific status of unconscious processes: is Freud really dead? J Am Psychoanal Assoc 47:1061–1106, 1999

Westen D, Gabbard GO: Developments in cognitive neuroscience, I: conflict, compromise, and connectionism. J Am Psychoanal Assoc 50:53–98, 2002a

Westen D, Gabbard GO: Developments in cognitive neuroscience, II: implications for theories of transference. J Am Psychoanal Assoc 50:99–134, 2002b

Winnicott DW: Ego distortion in terms of true and false self (1960), in The Maturational Processes and the Facilitating Environment. New York, International Universities Press, 1965, pp 140–152

Winston A, Laikin M, Pollack J, et al: Short-term psychotherapy of personality disorders. Am J Psychiatry 151:190–194, 1994

Word CO, Zanna MP, Cooper J: The nonverbal mediation of self-fulfilling prophecies in interracial interaction. J Exp Soc Psychol 10:109–120, 1974

第 2 章

评估、适应证和概念化

　　心理动力学心理治疗的效果取决于选择真正适合它的患者。治疗必须总是视患者的需求而定，而不是反过来。评估患者是否合适从接诊或初始会谈开始，在这个过程中允许患者以自己的方式来讲述他们的故事。这里需要进行两项主要的评估：（1）长程动力学心理治疗对患者的临床症状是否有效？（2）患者是否具备适合动力学治疗的心理特征？然而，这些决定因素可能是很复杂的，并且有些患者是否适合可能很难评估，要经过一个良好的试验性治疗后才能评估出来。在临床医生的心目中，接诊过程是为了建立一个准确的心理动力学诊断，而不是提供治疗。但从患者的角度来看，有人倾听他们的故事并无条件地接受他们，这可能就已经有很好的治疗效果了。因此，良好的心理动力学访谈中所固有的非评判性倾听或许会为之后的心理治疗关系铺平道路。很多实习治疗师会担心，现在的患者更期望单靠药物的"速效疗法"。然而，一项关于患者对心理治疗和药物治疗偏好的元分析发现，75% 的参与者表示，与药物治疗相比，他们更偏向于心理治疗（McHugh et al. 2013）。实际上，患者可能对心理治疗和药物治疗的相对适应证非常模糊，因此对患者进行心理教育也是临床医生评估工作中的一部分。

在第一次会谈中，临床医生可能希望引导患者朝向评估的目的。也许向患者解释在提供各种治疗方法之前，建立一个良好的诊断性理解是有帮助的。医生应该告诉患者完成这样的目标可能需要不止一次会谈。

评估

心理动力学访谈

学习心理动力学访谈的精神科住院医师，必须在某种程度上忘掉那些经过多年教育已经根深蒂固的医学访谈技巧。由于他们对面谈情境的焦虑，患者可能会避开从症状到诊断的线性过程。患者需要以他们自己的方式讲述他们的故事，一个聪明的访谈者会让患者自己讲一会儿，以此来了解患者是个什么样的人，对他或她来说什么是重要的。做诊断的医生必须根据症状和病史来得出描述性诊断相关的信息，但达到该终点的途径可能有很多种。患者表现出阻抗的方式可能会提供困扰他或她的主要冲突的线索。

如同合作者的患者和治疗师

在任何情况下，心理动力学访谈者都希望能够超越描述性诊断，并将患者当成一个人去了解。在心理动力学访谈中，患者必须是一个**合作者**（Gabbard 2014; Peebles-Kleiger 2002）。为了让患者做好心理动力学治疗的准备并评估患者的适应性，动力学访谈者需要知道患者是否能够帮助他们解答，问题是如何从源自过去和当前情境的经验的基础上产生的。例如，访谈者可能会问，"你说你对死亡的焦虑是从去年一月份开始的。当时发生了什么事引发了这些担忧，对此你有什么想法吗？"一名男性总是和他选择约会的女性出问题，可能是因为他把自己看成被女性虐待的牺牲品，或认为问题是由自身造成的。如果访谈者想了解具体是哪一种情况,可以问患者:"能看出你在与女性反复出现的问题中扮演了什么角色吗? 你有没有发现你选择了某种特定类型的女性? "

心理动力学心理治疗不同于外科治疗模式。换句话说,患者并不是医生积极干预的被动接受者。相反,患者和治疗师是探索旅程中的合作伙伴。访谈者要在评估过程一开始就明确这一点,为接下来的工作奠定基调。神经科学的观点越来越成熟地应用于心理动力学思考,这使得人们在评估过程中更加重视非言语的交流。心理动力学访谈者必须仔细观察患者**如何**与访谈者建立关系,要知道"如何"建立关系是在患者童年时期最早的有关依恋关系的程序性记忆中奠定的。一个患者可能会避免眼神接触,低头,并用温和的声音和恭敬的方式说话。另一个患者可能眼睛一眨不眨地盯着访谈者,并且明显地在享受访谈者的目光,就好像它是一个聚光灯一样。第三个患者可能会在他每次提到与性有关的事情时中断目光接触,这表明每次提到这个话题时他就感到羞愧。

早在 1914 年,弗洛伊德就注意到患者无法回忆起或讲出来的东西将会在咨询室里以行为重复出来(Freud 1914/1958)。从内隐程序记忆方面来说,无意识的呈现会通过访谈过程中患者的躯体动作、声调、呼吸以及讲话方式等充分地表现出来。

移情和反移情甚至在访谈之前就开始形成了,随着访谈的实际进行,移情和反移情会逐渐显现出来。根据转诊人的介绍、电话会谈或患者就诊诊所的接待人员提供的信息,双方都会对对方有所期待。对人格的评估一直是动力学评估患者是否适合进行心理治疗的一项必须的特征。在访谈中出现的关于移情和反移情的信息会告诉我们大量有关患者人格构成的信息。

当代的人格观点包括五个基本内容(Gabbard 2005a):(1)以生物学为基础的气质;(2)与情感状态相联系并在人际关系中被外化的自体和他人的内部表征的集合;(3)一个随着时间变化始终持续而稳定地支配一切

的自我感知；（4）一组特征性的防御机制；（5）相关的认知风格。心理动力学访谈者会发现，按照以下方式来思考患者的个性是很有用的：患者无尝试实现某些建立关系的模式，这些模式反映了患者几乎没有或完全没有意识到的愿望。每个患者都巧妙地试图把某种回应方式和体验强加给访谈者。因此，性格特征在与访谈者互动的移情和反移情维度中，实现了患者的内在客体关系（Gabbard 2005；Sandler 1981）。心理动力学医生必须沉浸在此时此地的临床互动体验中，因为这是一种特有的了解患者的内在世界和其在其他关系中建立关系的典型模式的方式。思考一下下面这个男患者和女精神科医生的例子：

患者：我今年33岁，单身，从未遇到过一个对我好的女人。我的第一个女朋友背叛了我，然后甩了我。我的前妻刷爆了我的信用卡，然后跟我提出离婚。我遇到的每个女人似乎都想在某些方面利用我。她们没有一个人把我当人看。

精神科医生：你一定不再相信有任何女人是可以信赖的了。

患者：我觉得你说到点子上了。我开始觉得独自一人生活也许会更好。不过，我听说你是附近最好的精神科医生，所以我希望你能和其他让我失望的女人不一样。

精神科医生：我唯一的兴趣是帮助你了解自己。你可以相信我是值得信赖的和可靠的，我保证会赢得你的信任。

患者向他的女精神科医生展示自己的方式，是一个在此时此刻的临床互动中正在实现的一种内在客体关系的很明显的例子。他很清楚地表明，在他的生活中他吃了很多女性的苦，而且他在他的评估者身上引起了一种特定的反应——她被决定了与患者生活中所有不可靠的女性不一样。他恭维和理想化了访谈者，她也轻易地承担了理想的拯救者的角色，而他的角色则是一个深受伤害的受害者。患者建立关系的方式激起了一种反移情的反应，这代表了患者内心世界中一个强大的内在形象。

在这种情况下，访谈者接受了患者强加给她的角色。其他治疗师可能会以相反的立场来拒绝这个角色。例如，一个女性治疗师可能会被迫持怀疑的态度来挑战患者的受害者角色，这样会让患者感到更受伤害。而另一名治疗师可能已经无意识地开始认同抛弃男性的女性角色，并且防御性地变得过度同情和友善以作为摆脱患者压力的一种反应。临床医生会根据自己的一套内在客体关系以及患者是否会让他们想起自己过去的某个人而做出不同的反应。任何这些反应都可能导致有效的探索。评估者需要对所有的回答都保持开放态度，并且要避免追求对患者做出"正确"的反应。

防御机制

心理动力学临床医生也对评估每个患者所特有的防御机制特别感兴趣。在结构模型中，防御机制被看作防止对无意识的性或攻击愿望的觉察，但在当代的心理动力学思考中，它们不仅仅被解释为防御驱力的压力。如今，心理动力学评估者会将防御看作，一种在面对羞耻和自恋性脆弱时保持自尊感，在感到被抛弃或受其他危险威胁时确保安全感，以及将自己与外部的危险隔离开的方式（例如，通过否认或轻视）。

防御机制不是简单地防御某种情感或无法接受的观念，它们也会改变自体与客体的关系（Vaillant and Vaillant 1998）。它们可以使患者能够处理与过去的内在客体或当前外在现实中的重要他人存在的未解决的冲突。当我们评估一个患者的人格时，防御几乎总是嵌入在关系中。特定的防御与特定的人格类型有关，或者在某些情况下，与人格障碍有关。例如，偏执型人格的患者将投射作为主要防御手段，因为投射可以让他们否认不愉快的感觉，并将其归咎于他人。因此，他们可能会把自我批评交给他们的临床医生，并选择隐瞒信息，而不是让自己受到批评。

另一方面，分裂样人格的个体经常把退回到幻想中作为抵御人际关系中固有焦虑的主要手段。心理动力学评估者可能会发现，分裂样人格的患者是如此的遥远甚至难以接近，而在对这类患者的反移情反应中，治疗师可能会感到与患者越来越疏远，以至于不可能有任何情感上的接触。最终，防御就和患者的内在客体关系一起，在心理动力学访谈中引起了一组特定的移情和反移情的发展。

可以把防御机制看作是有等级的，从最原始到最成熟（表2-1）。原始性防御，如分裂和投射性认同，通常与原始结构的人格有关，如边缘型人格障碍。在分裂的过程中，自我和他人对立的一面以这种方式被划分开来，保持不被整合的状态，并且不会产生冲突。这样，使用分裂的人就可以从事完全相反的行为，并且不会因此感到冲突。例如，一个44岁的男人来做心理治疗，他说妻子经常向他抱怨，不理解他的性需求，并驱使他与其他女人暧昧。在下一周的治疗中，他又将妻子理想化了，说她是他所认识的最好的女人，并且能提供丈夫想要的一切。当治疗师指出上个星期他差点为了另一个女人离开她时，患者看起来很困惑，回答道："但那是上周的事了，她不再是那个样子了"，患者的反应是困惑以及冷淡，他对治疗师为什么会提起他上周的感受漠不关心。他无法将妻子积极和消极的方面整合成为一个矛盾的整体。他必须将积极的感受与消极的部分分开，因为他害怕消极的感受会破坏他对她的积极感受。

表 2-1　防御机制的等级

防御机制	描述
原始的防御	
分裂	对自体和他人进行分割的体验，因此不可能整合。当一个个体面对行为、想法或情感上相互对立的部分时，他会以平静的否认或冷漠来看待那些差别，这种防御避免了由自体或他人相互对立的两方面之不相容所导致的冲突。

（续表）

防御机制	描述
投射性认同	既是一种内心的防御机制，也是一种人际交流，这种现象涉及下面的行为：人际压力被施加在另一个人身上，迫使这个人承担被投射进入他的某个自体或部分内在客体的特征。然后，作为投射目标的这个人开始按照被投射的内容去行为、思考和感受。
投射	对无法接受的内在冲动和它们的衍生物的感知和反应，似乎它们是在自体之外的。与投射性认同不同，在投射时投射的目标不会改变。
否认	通过无视感官信息，回避对难以面对的外在现实的意识。
分离	中断一个人在同一性、记忆、意识或感知领域的连续性，作为一种在面对无助和失控时保持心理控制假象的方法。虽然与分裂类似，但在某些极端的例子中，由于自体与事件切断联系，分离涉及对事件的记忆的改变。
理想化	把完美或近乎完美的特征归于他人，以避免焦虑或消极情绪如蔑视、嫉妒或愤怒。
付诸行动	把无意识的愿望或幻想冲动付诸行动以避免痛苦情感。
躯体化	将痛苦情绪或其他情感状态转化为躯体症状，并将注意集中在对躯体的（而不是内心的）担心上。
退行	退回到更早期的发展或功能阶段以回避与这个人当前的发展水平有关的冲突和紧张状态。
分裂样幻想	撤退到一个人独自的内心世界中以避免与人际情景有关的焦虑。

较高水平（神经症性）的防御

防御机制	描述
内摄	将某个重要人物的某些方面内化，作为对失去那个人的应对。一个人也可以内摄一个敌对的或坏的客体，以获得控制那个客体的假象。非防御性形式的内摄是正常发展的一部分。
认同	通过变得像一个人而内化那个人的特征。内摄导致体验为"另一个人"的内在表征，而认同则体验为自体的一部分。同样，认同在正常发展中也能起到非防御性的功能。
置换	将与一个想法或客体有关的感情转移到另一个在某种程度上与原来类似的想法或客体上。
理智化	使用过度的和抽象的观念以回避困难的感受。
情感隔离	将想法和与之有关的情感状态分隔开，以避免情绪困扰。

（续表）

防御机制	描述
合理化	为无法接受的态度、信念或行为寻找正当的理由，以使它们更易于承受。
情欲化	赋予一个客体或行为性的意义，使得一个消极体验变成一种令人兴奋的和刺激的体验，回避与客体有关的焦虑。
反向形成	将一种无法接受的愿望或冲动转化为相反的形式。
压抑	驱逐无法接受的想法或冲动，或阻断它们进入意识。这种防御和否认的区别在于，后者与外在的感官信息有关，而压抑与内在状态有关。
抵消	通过说明、澄清或做相反的事情来努力地抵消由以前的评论或行为所带来的性的、攻击性的或羞耻性的意义。
成熟的防御	
幽默	在困难的情境中发现喜剧性的或讽刺性的元素来减少不愉快的情感及个人不适。这种机制也允许个体和事件保持一些距离和客观性，以使个体可以思考到底发生了什么。
抑制	有意识地决定不去注意某个特定的感受、状态或冲动。这种防御和压抑及否认不同，因为它是有意识的，而不是无意识的。
禁欲	因为内在冲突是由快乐造成的，因此努力地消除体验的愉快部分。这种机制可以服务于追求卓越的或精神的目标，例如因宗教而独身。
利他	让自己服务于他人的需要，而且超越了自己的需要。利他行为可以用于为自恋性问题服务，但同时也可能成为取得巨大成就和对社会做出建设性贡献的来源。
预期	通过对将来的成就和成功进行计划和思考而延迟即刻的满足。
升华	将社会反对的或内心不接受的目的转化为社会可接受的目的。

　　分裂在神经症性人格结构的患者中不太常见，但也不少见，因为他们通常会体验到相互对立的愿望、自体表征和客体表征之间的心理冲突。例如，一个具有强迫性人格特征的人更有可能使用情感隔离、反向形成和理智化等防御机制（Gabbard 2014）。这些防御的目的都是用来缓和强烈的情感以及强调认知的。当一个有强迫性人格障碍的男人面对愤怒时，他很可能会专注于事实和数据，以回避产生的强烈感受（理智化），并且表现得

过于友善和体贴，来避免表达他的敌意（反向形成）。然后，这些防御将和一系列的内部客体关系协同起来，在评估过程中引起特定的、所期望的相互作用。患者可能希望表现得像一个尽职尽责的孩子，正在从一个父母般的人物（进行访谈的医生）那里获得认可。以这种方式，所期望的相互作用本身就可以看作是在对抗一种让人畏惧的相互作用的防御，在这个让人畏惧的相互作用中，治疗师变成了严厉而苛刻的超我的化身（Gabbard 2005）。

心智化

心智化的概念来源于依恋理论，它提供了心理动力学评估的另一个维度，帮助识别患者性格或人格结构的水平。原始人格结构与不安全依恋之间有着紧密的联系（Alexander et al. 1998; Patrick et al. 1994; Stalker and Davies 1995）。原始人格障碍的患者，比如边缘型人格障碍，经常无法解决他们经历过的早期创伤，因而他们不能发展出一个协调一致的心理结构帮助他们修通创伤。

Fonagy 等人（1996）研究了在处理早期忽视和创伤上的困难，他们发展出了**心智化**（mentalization）的概念，并且将其定义为"一种发展性的习得，它能够让儿童不仅仅对其他人的行为做出反应，还能对他们的信念、感受、希望和计划等做出反应"（Fonagy and Target 1997, p. 679）。这些研究者还开发了一种研究心智化能力的方法，称为**反省功能**（reflective function），通常与心智化这个术语同义。当依恋是安全的时候，心智化就会自动地和无意识地发生，就像弹钢琴或骑自行车被编码进入程序记忆一样。当孩子们是安全的依恋时，他们会发展出理解他人感受、愿望、信仰和期望的能力。因此，心智化是一种能力，它让儿童能够觉察到一个激励自己和他人以特定的方式来行事的内在世界。它也让儿童认识到，和他人的**表征**（representaion）相关的对他人的**感知**（perception），与这些人的实际形象之间的区别。

如果我们从发展的角度来看心智化，一个 3 岁以下的儿童会倾向于以一种等同的模式来运作，这种模式对事情实际上是什么样的和事情被感知为什么样的之间不做区分。但在 3—6 岁之间，如果儿童对父母或照顾者有安全的依恋，孩子会逐渐将假扮模式与等同模式整合。然后，表征和现实之间的区分开始牢固起来，例如，如果一个 4 岁的男孩和他 8 岁的姐姐玩"婴儿和妈妈"游戏，他就会知道这个姐姐不是他真正的母亲，他也不是一个真正的婴儿。他意识到他和他的姐姐只是在玩，因为他们有心智化的能力。在动力学心理治疗中，这种"玩"的能力是至关重要的，因为它让患者认识到对治疗师的移情性感知和治疗师实际是什么样的之间的区别。即使在诊断性评估中，治疗师也可以探索患者区分感知或信念与事实间的能力。比如，治疗师可以问"你认为你的老板**真的**恨你吗？或者你认为你只是感觉他是那样的？"

研究（Fonagy and Luyten 2009）表明，心智化的能力对大多数人来说并不是一个稳固的特征。心智化常常随着时间的推移而变化，以及在不同的关系环境中表现出相当大的波动。它的变化取决于压力的大小，也取决于患者的重要他人对待患者的行为。因此，在评估访谈中，我们可能只看到患者心智化能力的一个方面：那些被与评估者的关系所激活的部分。了解关于患者在其他关系中的心智化能力的情况有助于帮助我们得出他或她在治疗过程中是否有心智化能力的结论。

人格结构水平

心理动力学临床治疗师结合防御机制、内在客体关系、自我优势或缺陷以及心智化能力等评估来确定患者的人格结构水平（表 2–2）。这种评估不同于基于《精神障碍诊断与统计手册》(第 5 版)(*Diagnostic and Statistical Manual of Mental Disorders, 5th*)分类的评估(American Psychiatric Association，2013)。它包含了对患者的诊断性**理解**，而不仅仅是一个诊断标签。它的价值主要在于提示需要心理治疗的方式。

表 2–2　人格结构水平

神经症性水平	边缘性水平
超我整合良好，但具有惩罚性	超我整合差；关心和内疚的能力波动很大
高水平的防御，包括压抑、反向形成、理智化、行动与抵消以及置换	原始性防御，包括分裂、投射性认同、理想化以及贬低
身份认同稳定；内部客体关系的特征是矛盾地看待整个客体以及三角冲突	身份认同混乱，客体关系是"部分的"而非"整体"的——分裂为"绝对好的"和"绝对坏的"两部分
显著的自我优势，包括良好的冲动控制、完整的判断、一致的现实检验以及保持稳定工作的能力	非特异性的自我缺陷，包括易冲动、受损的判断能力、短暂的现实检验受损以及保持稳定工作困难
以冲突为基础的病理学	冲突还伴有重大缺陷
完整的心智化能力	受损的心智化能力

神经症性水平的患者认为自己和他人都有好的和坏的品质，不需要把人划分为"绝对好的"和"绝对坏的"。他们在很长的时间里还拥有相当稳定的身份认同，这与边缘性水平的患者不同，后者身份认同混乱，对其他人来说他们每天看起来都不一样(Kernberg 1976)。神经症性水平的患者也有一个运行相当平稳的超我，但同时也是苛刻的和挑剔的，所以这个人在很多时候可能会自我贬低和内疚。他们也可能会为一些鸡毛蒜皮的事情担心过多。超我在边缘性结构水平的人身上没有办法那么顺畅地运行。他们可能会在这一时刻毫无罪恶感地伤害别人，但在下一刻却会因为自己的所作所为而感到特别内疚甚至自杀。边缘性结构与原始的防御机制(如分裂、投射性认同、理想化和贬低)有关，神经症性结构的人更有可能具有

神经症性范畴的防御（如反向形成、理智化、置换和压抑）。

神经症性结构的人体验到大量的内心冲突，他们有完整的反省功能，所以他们可以认识到对一个人或事件的描述不一定与这个人或事件的真实情况丝毫不差。他们也能理解人的行为是由内在信念或情感状态所驱动的。相比之下，边缘性结构水平的人往往在冲突的同时自我结构也有着很大的缺陷，并且他们的反省功能发展得很差。他们经常觉得事情只是意外地发生在自己身上，而不是受到自己的内在状态的驱使。最后，自我功能有一定强度——包括冲动控制、判断力、保持稳定工作的能力和现实检验——是神经症性结构的人的特征。边缘性结构的人自我功能薄弱，如冲动控制障碍、判断力受损、难以坚持稳定的工作，以及偶尔的现实检验受损。这些受损通常包括在应激下短暂的偏执性思维，或在缺乏情景关联下的轻度思维散漫。

当评估患者的人格结构水平是否适合进行动力学心理治疗时，必须考虑文化、种族、宗教和性取向问题。在动力学治疗师的实践中，一个持续存在的挑战是共情和理解那些与自己不同的人（Gabbard et al. 2012）。多年来，无意识的刻板印象对少数族群的心理健康评估和评价产生了重大影响。当患者和治疗师是不同的种族或族裔时，无意识的种族主义和刻板印象是很常见的。例如，一位非裔美国人所经历的频繁的歧视，可能会被一个没有意识到种族主义是无处不在的白人治疗师视为反应过度甚至偏执。同样，无法欣赏与自己不同的文化也会改变一个人的结论。例如，一位亚裔美国人可能是在一种强调个体是家庭不可分割的一部分的环境中成长起来的，而不是像典型的美国白人那样，强调个体是独立存在的。治疗师可能会将这种类型的文化背景误认为是患者的独立自我没有得到充分的发展，而不是在亚裔美国人特征性的文化规范下自然发展出来的（Jen 2013）。

对患者人格结构水平的评估在决定是否适合动力学心理治疗上是非常有用的。动力学治疗师在一个从高度探索性或表达性到支持性或抑制性的连续谱上调整他们的方法以适应患者。神经症性结构水平预示着非常适合进行高度探索的心理动力学治疗，而边缘性结构患者通常需要治疗师提供支持性的和心理教育的干预来提高反省能力，对患者有自我缺陷的领域进行支持，帮助患者对自己和他人不同的观点进行整合。在决定患者是否适合高度探索性或表达性的心理治疗时，以下几个特征也能够预测患者是否拥有良好的使用探索性治疗的能力：（1）有强烈的了解自己的动机；（2）明显的痛苦；（3）良好的挫折承受能力；（4）心理头脑（可能获得领悟）；（5）根据类比和隐喻进行思考的能力。

在评估患者时，可以提供一些领悟作为尝试性的解释来看看患者是否有足够的心理学头脑来使用这种方法。例如，一名 41 岁的男性患者向评估他的精神科医生抱怨说，他觉得自己不如公司的同龄男性同事。他一直停留在中层管理岗位上，而其他人都已成为总经理或执行副总裁。他似乎在表达自己上有一些困难，有一次他对评估的精神科医生说："和你谈论这些事情感觉很丢脸。"精神科医生回答："也许你也在拿自己和我做比较，觉得自己在我眼里也不合格。"患者思考了一会儿，回答道："嗯，你看起来是一个事业有成的精神科医生，和你比起来我简直一事无成，像一只蚂蚁。"精神科医生试图通过这种解释让患者意识到，他在工作场所将自己与其他男性进行比较的经历，可能也发生在评估过程的医患关系中。患者很好地利用了这种领悟来进一步理解评估中发生的事情。这一反应表明患者非常适合进行探索性心理治疗。

相比之下，在心理动力学心理治疗中除了边缘水平的人格结构之外，还有一些特征也必须在表达性工作和支持性工作之间寻找平衡（Gabbard 2014）。这些因素包括：（1）患者处于严重的生命危机之中；（2）承受挫折或焦虑的能力差；（3）过于具体化，导致缺失心理学头脑；（4）低智商；（5）自我观察的能力差；（6）难以与评估者建立信任关系。

评估的其他方面

虽然本章的重点是对长程心理动力学治疗的评估，但一个好的评估要做的远不止这些。临床医生在给患者进行心理治疗评估时也必须关注一个准确的描述性诊断。在患者被允许讲述他或她的故事后，评估者必须关注患者的症状、病程、家族史以及药物治疗的疗效，以获得患者完整的临床情况。在一个真正的生物心理社会模式的诊断和治疗中，一个描述性的诊断和针对诊断的躯体治疗（已提示有躯体疾病）必须是整个治疗计划的一部分。

应安排初级保健医生对患者进行彻底的躯体检查，以排除躯体疾病的存在。有时候，实验室和影像学检查也是必要的。此外，心理测验在诊断一些具有挑战性的案例中非常有用。虽然有些患者坚持保护隐私，但也有些患者不反对评估者通过询问家属或其他重要人物来补充病史信息。这些间接的资料来源可能是非常有价值的，因为亲人可能会带来一些直接观察到的但是被患者所忽略的信息。与家庭成员或伴侣的访谈也为进行心理治疗的宣教和澄清过程的保密性提供了机会。最后，与患者家属的会面通常能帮助我们理解与患者临床情况相关的文化和社会因素。

适应证

如上节所述，心理动力学心理评估包括评估患者的人格结构以确定其是否合适心理动力学心理治疗，以及确定动力学治疗是否对患者的障碍或临床症状有效。由于缺乏系统性的可控资料来说明这种特定的方法对哪些情况有效，长程心理动力学治疗的适应证并没有被严格地提出来。如果一种短程的心理治疗或某种特定的药物能够成功地治疗患者的问题，**并且**如果患者对深入的理解并不感兴趣，长程的动力学治疗也许并不合适。然而，当短程的心理治疗和药物治疗都不能解决患者的痛苦时，可能就需要一个长程的心理动力学心理治疗。

Leichsenring（2009）在对短程及长程的心理动力学心理治疗的元分析评估后得出结论，以下障碍是心理动力学心理治疗的适应证：抑郁障碍、焦虑障碍、躯体形式障碍、进食障碍、物质相关障碍、边缘型人格障碍和C 组人格障碍。这些障碍中哪一种需要更长期的治疗往往取决于患者个体的心理特征和疾病的复杂性及共病情况的组合。因此，很难一概而论。此外，一些人格障碍类型，如自恋型人格障碍和表演型人格障碍，并没有接受严格的随机对照试验。然而，有临床文献显示，这些情况可能需要长程的心理动力学心理治疗或精神分析治疗。一个广泛的共识是，有神经症性人格结构的人格障碍患者，如强迫型、逃避型、依赖型、自我挫败型和歇斯底里（较高层次的表演型）人格障碍的患者更可能受益于长程心理动力学心理治疗或精神分析（Gunderson and Gabbard 1999）。而要想弄清楚哪些患有焦虑症或抑郁症的患者可能需要长程心理动力学心理治疗则要复杂得多。正如 Knekt 等人（2008）在第 1 章 "核心概念" 中指出的那样，心境障碍和焦虑症患者在长程的治疗后可能会获得更大的疗效。关于短程治疗或长程治疗的相对适应证，必须由治疗师和患者根据每个患者的各种因素共同决定。

某些患有广泛性焦虑障碍的患者也可以利用长程心理动力学心理疗法来更深入地理解他们焦虑的原因，并且能够去承受它，以使他们的生活不受干扰。对于其他焦虑障碍——如惊恐障碍、社交恐惧症和创伤后应激障碍——短期治疗可能无效。在这些病例中，也许需要长程心理动力学心理治疗来探索患者对改变的阻抗，并了解症状的动力学起源。某些进食障碍患者，包括神经性厌食症患者，可能也需要长程心理动力学心理治疗（Dare 2001）。

三种 B 组人格障碍——自恋型、边缘型和表演型人格障碍——是使用长程心理动力学心理治疗的适应证，因为短期的治疗对他们很少有效（Gunderson and Gabbard 1999）。然而，通常需要增加一些支持性的干预来处理自我结构的缺陷和受损的反省能力。根据不同患者的情况，有人也可能会出现自我功能薄弱，因此要使治疗效果达到最佳就需要一种与领悟相结合的支持性疗法。某些重度抑郁症、恶劣心境或抑郁性人格特征的患者也可能需要长程心理动力学心理治疗，通常需要与抗抑郁药物联合，以取得最佳的疗效（Blatt 2004; Fonagy 2015; Gabbard 2014）。

关于患者是适合接受短程还是长程心理治疗的系统研究很少。然而，在赫尔辛基心理治疗研究所（Laaksonen et al. 2013）最近的一份报告中，出现了与此相关的一些数据。326 名患有心境障碍和焦虑障碍的门诊患者被随机分配到为期 6 个月的短程心理动力学心理治疗和焦点解决心理治疗以及大约持续 3 年的长程心理动力学心理治疗中。在对患者进行随机分配之前，研究者使用了一项基于访谈的"心理治疗适宜性量表"（Suitability for Psychotherapy Scale，SPS），对所有患者的 7 种心理能力进行了评分：互动的灵活性、情绪的调节、与自我理想有关的自我概念、反省能力、对试探性解释的反应、动机以及理解问题的核心本质。治疗开始后对患者进行为期 3 年的随访，根据患者报告的精神症状的变化来评估和比较不同治疗方法的疗效。

研究者在对 SPS 的结果进行分析后发现，两种短程治疗的疗效没有太大区别，但短程和长程心理治疗的疗效有显著的区别。在 3 年的随访中显示，心理能力较好的患者在短程治疗中症状减轻得更快，而心理能力较差的患者在长程治疗后症状减轻更明显。最后，研究人员得出结论，治疗时长可能比治疗类型与患者的匹配更重要。

长程心理动力学的禁忌证包括直接针对强迫症症状的治疗。无论强迫症患者的强迫症状有多么令人着迷的意义，但报告过的案例都还无法说明仅通过心理动力学心理治疗就能够使强迫症患者的症状消失。通常治疗强迫症状的首选是联合使用行为治疗和选择性 5- 羟色胺再摄取抑制剂。不过，动力学治疗或许可以作为一种辅助治疗，来处理关系问题或药物依从性问题。酒精或药物滥用的患者在药物滥用得到控制之前，也不太可能从长程心理动力学心理治疗中获益。而患有反社会人格障碍的患者通常对任何形式的治疗都没有反应，除非他们有轴 I 的重度抑郁障碍的诊断，或有一些自责或内疚的能力（Woody et al. 1985）。

我们还没有讨论过精神病性结构水平的患者。通常精神分裂症患者需要足量的药物治疗、住院治疗、认知行为治疗以及支持性治疗来作为整体治疗计划的一部分。他们也可能需要认知矫正和职业援助。然而，即使在这些患者中，心理动力学心理治疗的原则也常常对整体治疗计划起到很大的帮助作用（Lucas 2003）。即使其他的治疗是主要的，对精神分裂症患者的动力学理解也有助于评估患者对好转的阻抗或治疗者的反移情困难。一些双相障碍患者在情绪平稳时也可以使用心理动力学心理治疗，但通常需要与药物治疗相结合（Gabbard 2014）。

心理动力学的概念化

在对患者的客体关系水平、自我的优势和缺陷、自体凝聚力、反省功能以及与冲突相对应的缺陷等进行了全面评估后，形成一个心理动力学的概念化对于规划治疗方案是非常有帮助的。精神科住院医师以及其他受训者经常在形成概念化上有很大的困难，因为他们想做太多的事情。一个好的动力学心理概念化本质上是生物－心理－社会的，它包含对患者的理解的简明陈述，并且可以用来解释患者的临床表现并提供治疗方案。

动力学的概念化有三个必不可少的组成部分（Sperry et al. 1992）。首先，用一两句话简短地描述患者的临床表现以及相关应激源的本质。其次，也许对初学者来说最困难的，是一系列解释性的假设。生物学的、心理的和社会文化因素是如何导致这些临床表现的？另外，这三种因素是如何相互影响的呢？心理动力学概念化的第三个重要部分是简明地陈述前两个因素是如何影响治疗和预后的。

识别和明确地表述这三个组成部分对学习心理治疗的受训者来说似乎是非常困难的。然而，如果我们牢记这几个关键原则，这项任务就会变得不那么让人感到无力了（Kassaw and Gabbard 2002）：

1. 不要试图大包大揽。任何人都不可能解释清楚患者所有的困难。关注一两个患者的核心问题。

2. 记住，患者对个人史的叙述是一种建构，传达了大量有关患者如何看待自己及其发病机制的信息。患者概念化他们的生活经历和问题的方式会告诉你很多关于他们是谁的信息。

3. 积极寻找可能引发症状或不愉快情绪状态的应激源，正是这些导致患者寻求帮助。

4. 注意患者的非语言信息以及患者和你说话的方式，而不仅仅是患者说了什么。

5. 利用在与患者的互动中获得的此时此地的移情和反移情信息，来理解患者在过去和现在的关系中特有的困难。

6. 观察患者防御机制的最好方法是在面谈的评估中观察患者的阻抗是如何起作用的。

7. 预测患者的关系模式如何在心理治疗中出现并影响心理治疗进程。

8. 永远记住，动力学概念化只是一个假设或一组假设的集合。随着新信息的出现和治疗师对患者理解的加深，这个概念化也必须不断地修改。

　　我们用一个临床案例来帮助大家理解这些原则。

　　B 女士，一位 38 岁的离异女士，因为与一个"麻烦"的人开始了一段新恋情以及出现抑郁症状来到一位实习医生的门诊。她从十几岁起就一直无法克服抑郁的想法和感觉。她描述了自己的"低沉"感受，对什么事情都提不起兴趣、缺乏动力、嗜睡、注意力涣散。她还描述了自己的绝望和毫无价值的感受。

　　父母在她 12 岁时离婚了，不过她说 8 岁的时候就已经预见到了这一点。她 19 岁结婚，5 年后生了一个儿子。照顾这个孩子压得她喘不过气来，在儿子出生后的前 7 年里，她非常抑郁。她的家里没有一个好的榜样，所以做一个母亲对她来说挑战性太大了。她的丈夫希望她去工作，但她无法满足丈夫的期望。

　　在来诊所的 4 年前她就已经离婚，现在独自生活。她在大部分空闲时间里都和她的儿子在一起，但儿子和她的前夫生活在一起。她最近在和两个新男友约会，并且在一家商店做售货员。另外，她也在尝试利用空闲时间读大学来取得一个学士学位。

　　她告诉 C 医生（给她做评估的男性住院医师），她对酒精和性成瘾。她说她从 13 岁就开始喝酒了，那时她公寓楼里的一些老年男人会给她买酒喝。她在十几岁的时候就被这些年长的男人吸引，并与他们调情。其中一个给她买酒的人对她特别有吸引力，她 13 岁时就和他发生了性关系。最后她开始使用可卡因、苯丙胺类以及其他非法药物，她形容自己与许多性伴侣"滥交"得很厉害。她说母亲从来没有真正照顾过她，因为她的母亲总是情绪不稳定并且很烦躁。她记得母亲经常对父亲大喊大叫，她觉得她的母亲可能患有精神疾病。

　　这位患者非常瞧不起她酗酒的父亲，在整个婚姻中他就是一个公开的"好色"之人。他很少关注 B 女士，他唯一的积极评论和互动都是围绕着她的外表。她说，她的父亲和大多数家人通常会把她当成一个洋娃娃，而她获得关注的主要方式就是"看起来可爱"。她回忆起在学校里的一次经历，当时她父亲来看她，说她穿得太邋遢了。

B 女士参加了匿名戒酒会（Alcoholics Anonymous，AA），组织者建议她参加只有女性的团体，因为组织者感到她参加聚会的部分愿望是结识男性。她表达了在一个男同性恋团体中感到明显的沮丧，因为她无法吸引团体中的男性。她也否认有任何亲密的女性朋友，很难回忆起在 12 岁以前与任何重要的女性的关系。

C 医生发现自己异乎寻常地对 B 女士有好感。他非常热切地改变自己的日程安排，以适应与她预约的时间。他也注意到自己总是在试图取悦她，有时会回避可能令她不愉快的话题。他还注意到自己对她格外地能理解。例如，他努力地帮助她推卸选了坏男人的责任感。他向她保证，男人们和她一样有责任心。C 医生注意到他在见到 B 女士的日子里总是很在意自己的穿着，并且他总是注意她的穿着。他感到她在寻求别人对她身体的关注，但这种方式却让他在注意到她的身体特征时感到尴尬。他在结束与她的治疗上有困难，甚至在她需要的时候会给她提供额外的治疗。除了他感到的性吸引力，C 医生也感觉到自己想要像父亲一样对待她。

概念化的第一个部分是对临床表现和应激因素的简要陈述。B 女士是一名 38 岁的离异白人女性，有抑郁症和药物滥用史，一生中和男性与女性的关系都有问题。最近的应激因素是她和一个她认为"麻烦"的男人开始了一段新的关系。

第二部分涉及用生物 - 心理 - 社会的观点来解释患者的临床表现。动力学的概念化必须建立在对患者的遗传学、生物学因素及其社会文化环境的理解之上。和临床表现有关的生物学因素包括精神疾病的家族史以及因为父亲的酒精成瘾而带来的酒精滥用的遗传特质。心理学假设可以这样表述：B 女士在一个混乱的童年环境中长大，她被母亲忽略，所以她尝试通过关注自己的外表和使父女关系具有性的色彩来获得父亲的爱和认可。这种建立关系的模式被带入了当前她与匿名戒酒会中的男性以及与 C 医生的关系中。通过投射性认同，她把 C 医生变成了一个拯救她的父亲般的角色，被她的性吸引，并且想要以任何可能的方式适应她的需要。她穿着的方式很吸引他，他们建立关系的方式使得 C 医生迫于人际关系中的压力而认同了被投射的客体表征，也就是说，一个希望拯救她、把她从"坏男人"中解救出来的完全好的父亲。同时，通过把其他男性以及母亲看成"完全坏的"，患者也表现出了分裂的防御机制。

　　两个相关的社会文化因素是她严重的经济困难，这导致她的一生总是需要男性的支持，以及她在步入中年时对一个过分强调青春和美貌的社会的反应。

　　最后一个部分是基于概念化的另外两个部分对治疗过程的预测：B 女士将需要继续她的 12 步骤疗法，因为她的心理治疗效果将受到目前仍存在的药物滥用的影响。我们可以预计，她会努力地吸引 C 医生进入一个父亲般的、但被性欲化的角色。当 C 医生试图帮助她更多地反省自己并努力探索她的内心世界时，她或许会感到被拒绝，并使他成为一个"坏客体"。她可能会对 C 医生发火，然后在别处寻找另一个男人来满足她的需求。

　　这个概念化考虑到了生物 - 心理 - 社会背景下的临床表现，并以一种适度的方式尝试着假设将来可能会影响心理治疗的主要问题。除了 12 步骤治疗计划，抗抑郁药物也将是治疗计划的一部分，因为患者在轴 I 诊断上除了物质滥用外还有恶劣心境。在轴 II 的诊断上，B 女士表现出具有表演性和边缘性的特征，这还需要在治疗中进一步地澄清。她原始性的防御和分裂的客体关系提示了边缘水平的人格结构。就这一点而言，她的反省功能是有限的，心理治疗需要尝试加强她观察自己内心世界的能力。

总结

对患者使用心理动力学心理治疗评估，应该包括，依据患者使用心理动力学心理治疗的能力，来对患者进行心理特征的评估。此外，考虑到长程心理动力学心理治疗是否有效，患者的临床症状也必须得到评估。因此，心理动力学会谈必须适应患者的人格特质以及患者与治疗师合作探索问题的能力。为得出关于患者是否适合进行动力学治疗的结论，评估以下几个关键特征是必要的：（1）超我的性质；（2）患者使用的典型防御机制；（3）反映患者内心世界的特征性的客体关系模式；（4）自我力量和自我的脆弱性；（5）目前是以冲突还是以明显的缺陷为基础的病理状态；（6）患者反省的能力。这些特征将帮助评估者确定患者是神经症性的还是边缘性的人格结构水平。神经症性结构的患者是最理想的适合长程心理动力学心理治疗的患者，而那些边缘性结构水平的患者通常还需要一些支持性策略来使心理动力学治疗更有效果。

在对患者进行仔细评估后，就可以发展出一个指导治疗的初步的心理动力学概念化。主要成分包括对引发患者寻求治疗的临床表现和压力源的简要描述；涉及生理、心理和社会文化因素的一系列探索性假设；以及引发患者临床表现的因素将如何影响治疗和预后的预估。心理动力学概念化应该始终包含生理－心理－社会因素，并且是一组需要不断修正的假设，因为随着心理治疗进程的发展，会了解到更多关于患者的信息。

（李汉婕　译）

参考文献

Alexander PC, Anderson CL, Brand B, et al: Adult attachment and long-term effects in survivors of incest. Child Abuse Negl 22:45–61, 1998

American Psychiatric Association: Diagnostic and Statistical Manual of Mental Disorders, 5th Edition. Arlington, VA, American Psychiatric Association, 2013

Blatt S: Experiences of Depression. Washington, DC, American Psychological Association, 2004

Dare C: Psychodynamic psychotherapy for eating disorders, in Treatments of Psychiatric Disorders, 3rd Edition. Edited by Gabbard GO. Washington, DC, American Psychiatric Press, 2001, pp 2169–2192

Fonagy P: The effectiveness of psychodynamic psychotherapies: an update. World Psychiatry 14:137–150, 2015

Fonagy P, Luyten P: A developmental, mentalization-based approach to the understanding and treatment of borderline personality disorder. Dev Psychopathol 21:1355–1381, 2009

Fonagy P, Target M: Attachment and reflective function: their role in self-organization. Dev Psychopathol 9:679–700, 1997

Fonagy P, Leigh T, Steele M, et al: The relation of attachment status, psychiatric classification, and response to psychotherapy. J Consult Clin Psychol 64:22–31, 1996

Freud S: Remembering, repeating and working-through (further recommendations on the technique of psycho-analysis II) (1914), in The Standard Edition of the Complete Psychological Works of Sigmund Freud, Vol 12. Translated and edited by Strachey J. London, Hogarth Press, 1958, pp 145–156

Gabbard GO: Psychoanalysis, in American Psychiatric Publishing Textbook of Personality Disorders. Edited by Oldham JM, Skodol AE, Bender DS. Washington, DC, American Psychiatric Publishing, 2005, pp 257–274

Gabbard GO: Psychodynamic Psychotherapy in Clinical Practice, 4th Edition. Washington, DC, American Psychiatric Publishing, 2014

Gabbard GO, Roberts LW, Crisp-Han H, et al: Professionalism in Psychiatry. Washington, DC, American Psychiatric Publishing, 2012

Gunderson JG, Gabbard GO: Making the case for psychoanalytic therapies in the current psychiatric environment. J Am Psychoanal Assoc 47:679–704, 1999

Jen G: Tiger Writing: Art, Culture and the Interdependent Self. Cambridge, MA, Harvard University Press, 2013

Kassaw K, Gabbard GO: Creating a psychodynamic formulation from the clinical evaluation. Am J Psychiatry 159:721–726, 2002

Kernberg OF: Technical considerations in the treatment of borderline personality organization. J Am Psychoanal Assoc 24:795–829, 1976

Knekt P, Lindfors O, Härkänen T, et al: Randomized trial on the effectiveness of long- and short-term psychodynamic psychotherapy and solution-focused therapy on psychiatric symptoms during a 3-year follow-up. Psychol Med 38:689–703, 2008

Laaksonen MA, Knekt P, Lindfors O: Psychological predictors of the recovery from mood or anxiety disorder in short and long-term psychotherapy during a 3-year follow-up. Psychiatry Res 208:162–173, 2013

Leichsenring F: Applications of psychodynamic psychotherapy to specific disorders: efficacy and indications, in Textbook of Psychotherapeutic Treatments. Edited by Gabbard GO. Washington, DC, American Psychiatric Publishing, 2009, pp 97–132

Lucas R: The relationship between psychoanalysis and schizophrenia. Int J Psychoanal 84:3–8, 2003

McHugh RK, Whitton SW, Peckham AD, et al: Patient preference for psycholog- ical vs pharmacologic treatment of psychiatric disorders: a meta-analytic review. J Clin Psychiatry 74:595–602, 2013

Patrick M, Hobson RP, Castle D, et al: Personality disorder and the mental representation of early experience. Dev Psychopathol 6:375–388, 1994

Peebles-Kleiger MJ: Beginnings: The Art and Science of Planning Psychotherapy. Hillsdale, NJ, Analytic Press, 2002

Sandler J: Character traits and object relationships. Psychoanal Q 50:694–708, 1981

Sperry L, Gudeman JE, Blackwell B, et al: Psychiatric Case Formulations. Washington, DC, American Psychiatric Press, 1992

Stalker CA, Davies F: Attachment organization and adaptation in sexually abused women. Can J Psychiatry 40:234–240, 1995

Vaillant GE, Vaillant LM: The role of ego mechanisms of defense in the diagnosis of personality disorders, in Making Diagnosis Meaningful: Enhancing Evaluation and

Treatment of Psychological Disorders. Edited by Barron JW. Washington, DC, American Psychological Association, 1998, pp 139–158

Woody GE, McLellan T, Luborsky L, et al: Sociopathy and psychotherapy outcome. Arch Gen Psychiatry 42:1081–1086, 1985

第 3 章

心理治疗的具体细节：开始

有些患者接受心理治疗的心理治疗师，与指导他们接受初始评估或咨询的治疗师是同一位。还有些患者会被咨询师转介给同行接受心理治疗。如果患者是由同事转介的，那么转介的方式就会透露关于患者的重要信息。我们可以从转介治疗师的说法里发现大量关于潜在移情－反移情动力的有用数据。

一位患者被转介时伴随着如下记录："这位患者没有任何特定的精神疾病诊断，甚至也没有情绪问题，但他想要在心理治疗的过程中对自己稍微进行一些探索"。心理治疗师私下嘀咕，"哦，真的吗？那接下来患者在治疗中要干什么呢？这是不是反映了患者和评估治疗师之间的共谋，他们否认和拒绝了心理冲突或情感痛苦？患者是不是羞于承认自己有问题？"治疗师在第一次会谈中向患者提出这些疑问。她询问患者如何看待他的治疗目标。患者回答说，他想要变得"更加完美"。很快我们就能发现，这位患者是自恋型人格障碍，他想要确认自己异常的心理健康状况，而不是理解他在情绪问题之外展现自我的需要。

在另一个案例中，转介医生告诉受估患者接下来的治疗师——一位精神科住院医师，"这位患者是接受心理治疗的最佳人选，她是我见过的积极性最高的患者。我不能接诊她的唯一理由是她不能承担我的治疗费。你要好好对待她，这很重要。别试图去面质她，或者说些可能会对她造成伤害的话，因为她的生活实在太艰难了"。在任何时候，当转介方说患者"最"或"最好"的时候，治疗师可一定要小心了。这种将患者包装成"特殊"的方式通常反映了反移情中对患者的理想化，这表明了对一个充满爱与呵护备至的父母形象的认同，患者将它投射给了治疗师。这种移情－反移情组合的一部分是一种无意识的协议，将所有的攻击性和负性感受都排除在了二人组之外。这种安排也导致了转介医生和新的治疗师之间的分裂，新治疗师不太可能实现转介医生的期待并很可能因此而"辜负"患者。

与新治疗师进行的初始会谈有一个议程应该是，探讨患者在评估和转介过程中产生的任何感受。患者会感到被"抛弃"吗？患者是否会对初诊医生没有同意治疗自己的原因感到好奇？患者对新治疗师有什么感觉？我们还会询问患者是否对做评估的医生保留了一些特殊问题或个人史信息，因为这些材料太难以启齿，只能与接诊的治疗师分享。

在任何情况下，无论患者是由其他临床医生转介的，还是由心理治疗师自己评估的，患者和治疗师都会经历一个彼此熟悉的过程，并据此决定他们最终是否一起工作。如果疗法"奏效"，那常常是因为双方产生了某种特定的化学反应，即难以捉摸的所谓"治疗师－来访者匹配。"

然而，当治疗师和患者决定共同开启心理治疗之旅时，就不仅仅是运气在起作用了。与患者建立和谐的关系可以说是一门学习的艺术。治疗师真正地与患者在一起，以接纳的方式倾听他们的故事，确认他们的生活是有意义和有价值的。患者可能会第一次感到被倾听和被理解。人们不断寻求长程动力心理治疗或精神分析的原因之一，就是他们受困于不被看见的生活。他们非常渴望一个**见证者**能承认他们经历了什么，并倾听他们的故事。Poland（2000）将见证者的角色描述为"一个能在当下瞬间意识到并抓住患者自我探索中的情感，在场却不施加所谓高见的人"（p.18）。在治疗师很少被讨论到的功能中，有一个就是观察患者的生活并欣赏它对于患者而言的独特意义。

共情和关心式的倾听也会促进患者和治疗师建立治疗联盟。治疗联盟是一个基本概念，适用于所有形式的心理治疗。研究表明，在产生积极的治疗效果方面，治疗关系的作用比任何具体技术都更为重要（Butler and Strupp 1986; Horvath 2005; Krupnick et al. 1996; Zuroff and Blatt 2006）。虽然对该联盟的定义各不相同，但研究始终显示，它是心理治疗结果的一个关键因素（Horvath and Symonds 1991; Martin et al. 2000）。国家心理健康研究所抑郁症治疗的联合研究项目对治疗联盟的作用进行了分析，Krupnick 等研究者（1996）检查了四种不同方法的研究结果：简明人际关系疗法、简明认知行为治疗、药物治疗加临床管理以及安慰剂加临床管理。他们发现治疗联盟是决定预后的最重要的因素。事实上，它在治疗结果中所占的比重（21%）比任何治疗干预本身都大。

积极的治疗联盟是症状改变的重要中介，是有效解释潜意识冲突的必要条件（Luborsky 1984）。良好的人际关系和积极的治疗前预期往往预示着良好的治疗联盟（Gibbons et al. 2003）。

尽管（治疗联盟）有无数种定义，但相当关键的组成部分都与这样的结构联系在一起：患者感觉与治疗师有联系；患者感觉到治疗师是有帮助的；患者和治疗师在追求共同的治疗目标时有一种互相协作的感觉（Frieswyck et al. 1986; Hilsenroth and Cromer 2007; Horwitz et al. 1996; Luborsky 1984; Luborsky and Luborsky 2006）。在动力学治疗中，很少有概念比治疗联盟得到更严格的研究。许多研究表明，有力的治疗联盟与良好的治疗结果正相关，即患者的评估往往比其他人的评估更能预测结果，早期的治疗联盟对结果的预测与后来的评估一样好或更好（Horvath 2005; Martin et al 2000）。此外，在探讨移情解释在心理治疗中的作用的研究中，治疗联盟被认为是移情工作影响的一个重要中介（Hoglend et al. 2011; Levy et al. 2015）。最近的一项研究中，Falkenström 等人（2016）记录了两次治疗会谈之间，联盟与抑郁症状的直接联系。具体来说，如果在一次给定治疗会谈中来访者和治疗师的联盟质量有所改善，下次治疗中来访的抑郁症状也可能降低。

一项合适的研究提出了临床医生在初始访谈中如何促进治疗联盟的指导原则（Hilsenroth and Cromer 2007）。敏感地倾听和传递信任、温暖与理解是至关重要的。另一种有助于建立治疗联盟的方法是，以非评价的方式探索治疗过程和患者的情感。而同时包含情感和认知内容的谈话也是有帮助的。最后，治疗师能够在促进更深层次的理解和洞见的服务中发现新的临床议题，并增强联盟。

患者对治疗师的反应是治疗联盟是否已经建立的一个很好的指示。当患者感觉得到了治疗师的帮助，并将治疗师视为合作者，这种联盟就出现了（Frieswyck et al. 1986; Horwitz et al. 1996）。在第一次的咨询中，当治疗师请患者帮助指出一些事情时，联盟的建立就开始了。尽可能显得自然也很重要。新手治疗师可能会给人过于正式或生硬的印象。治疗师需要像对待其他人一样与患者交谈——以一种自然的非套路的方式使患者感到轻松。众所周知的"冷若冰霜脸"是不太可能帮助患者打开心扉的。尽管治疗师一开始是正式地称呼患者（比如，"史密斯先生""琼斯女士""威尔逊博士"），但有些患者可能会明确表示他们更喜欢被人直呼其名。治疗师的明智做法是配合这些请求，以便和患者建立良好的初步关系。

在整个治疗过程中，治疗师要求患者认同自己对理解和反思的兴趣。治疗师必须力图展现一种对患者的好奇感。首次或前两次会谈的主要工作是共同努力，确认患者和治疗师都认可的合理治疗目标。对这些目标的系统讨论通常会巩固初始的治疗联盟。

有些来访者并不情愿接受治疗。当患者得知没有灵丹妙药可以治愈他们的病痛时，他们会失望透顶。他们可能缺乏对治疗师意图的基本信任。

他们可能在《时代》（*Time*）杂志上读过——弗洛伊德已死（每隔几年，他就会富有仪式感地被媒体杀死，然后复活）。他们可能听说过心理动力学治疗的益处是"未经证实的"。他们可能在报纸上读过耸人听闻的报道，说治疗师和患者上床，或者以其他的方式剥削他们。因此，在许多情况下，将入组评估或咨询转化为心理治疗的过程都是一个重要的挑战。

治疗师应该准备好与患者讨论什么是心理治疗，什么不是。他们可能需要去解释，精神世界里的大部分元素都是无意识的，患者生活中的问题模式很可能不是完全由患者意识范围内的因素造成的。心理治疗师知道心理如何工作，这可以帮助患者理解这些看不见的因素。此外，人性的一个基本定理是，当局者迷，旁观者清。治疗师所扮演的一个角色就是旁观者——对患者身上那些别人可能不会提及的地方进行观察。患者应该被告知，治疗师的主要任务是帮助患者获得理解。一些患者可能会从关于治疗师的角色如何不同于父母、朋友或爱人的解释中获益。其他患者会问，为什么（治疗）要花这么长的时间。人是复杂的。这个过程之所以耗时长久，是因为长达一生的防御并不容易探索与瓦解。在改变似乎可能发生之前，患者会抗拒这个过程，并且在相当长的一段时间内坚持熟悉的行事方式。

对一些持怀疑态度的患者来说，提供 3 个月左右的治疗试验是有用的，可以借此考察这个过程是否值得。这段时间结束后，可以重新评估。在试验阶段，患者可能注意到，带来痛苦的熟悉的冲突模式也体现在与治疗师的关系中，并且，随着治疗的推进，治疗关系本身也可能成为审视的对象。

神话也需要被破除。治疗师并不是完全沉默的。治疗师不会读心术。治疗也不会永远持续下去。治疗师对改变患者的性取向不感兴趣。患者不需要躺在沙发上进行自由联想。这个过程并不是对过去埋藏的废墟的考古挖掘，并非必须通过催眠，以一种戏剧化的情绪宣泄或发泄来恢复。

在这个讨论中，心理治疗的合作性本质应该被清楚地阐明。最近的一项研究（Goldman et al. 2013）发现，心理动力学治疗师与患者在确认明确的目标、定义明确的治疗焦点，以及提供清晰的理论基础模型中有更多的合作，就可能促进更强的治疗联盟。患者需要设定目标、提供实现目标的相关材料，并帮助治疗师弄清楚目前的行为模式如何适用于患者的过去。治疗师可以部分地满足患者，但不能做得太过。当面对一个被动的患者的提问——比如"你才是专家。难道你不该告诉我是什么导致了这些吗？"——新手治疗师必须是坦诚和开放的。一个可能的回答大概是这样的："我不能凭一己之力解决所有的问题。我们需要一起去寻找原因。我一个人是做不到的。"

对于一个对接受心理治疗非常矛盾的患者来说，采取"强硬推销"，试图劝服患者"治疗是一个必需品"的方法很少会起作用。这种热情很可能会让一个持怀疑态度的患者更加犹豫不决，因为治疗师看起来似乎过于投入在"生拉硬拽"中。在很多情况下，当治疗师是实习生时，患者可能会感到，在治疗上的投入更多与实习生对案例的需求而不是患者对治疗的需求有关。

对于这样的患者，"蒂芙尼的套路"可能更有效。多年以来，纽约（现在遍布全球）著名的珠宝店一直以假装不愿销售珠宝而闻名。比如，顾客询问一条特别的项链，售货员可能看起来很不情愿，并问道，"你为什么要戴着它呢？"感到意外的顾客就会用一种试图说服售货员把项链卖给自己的方式来回应。

向某人"推销"心理治疗的理由应该很清楚。鉴于患者的矛盾心理，如果治疗师不急于开始治疗，患者的反应实际上可能会更好。这样说可能会更有帮助，"我可以告诉你，你对现在开始治疗是有所保留的。治疗的成功取决于患者的动机。所以我不确定现在是不是开始的最佳时机。你可能想要考虑一会儿。这是一个漫长而艰难的过程，除非你准备好了，否则就不要鲁莽行事。"这种方法是可信的，因为它了解了患者的真实感受，而且一些患者会感激治疗师对于他们内心深处的犹豫的敏感。

如果患者仍然坚持开始治疗，就像通常情况中的那样，治疗师还是需要小心谨慎并花大量时间与患者来讨论治疗的现实目标。像前面提到的那样，双方同意进行一段试验性治疗，就 6~8 周内发生的情况进行重新评估达成一致，也会有所帮助。

实践中的考量

许多新手治疗师有一些实践中的问题，而这些问题不常在教科书中出现。例如，你在候诊室遇到患者，该说些什么呢？还有些患者对于找心理治疗师会有非常强烈的病耻感，不愿在候诊室听到有人大声叫自己的名字，也不愿在这里做自我介绍。治疗师不应直呼"你是威尔逊先生吗？"而是谨慎地请候诊室的接待员指明今天新来的患者。然后可以简单地问候道"你好，我是史密斯医生。"这种方式让患者有权利选择是否在半公开的场合介绍自己。

多数动力学心理治疗师允许患者在开始的几节咨询中自由表达脑海中闪过的内容。但如果在治疗之前，患者已经"开始"了呢？比如患者和治疗师一起走进办公室，患者一路沉默，治疗师也会尊重他这一点。而有些患者会在路上寒暄一下，比如天气、时事热点等。有些好奇的患者会问治疗师一些个人隐私，或者表达对治疗师的观察。如："你在这工作多久了？""你是在这里接受培训的吗？""听你口音像是欧洲人。你是哪个国家的？""好年轻的治疗师啊。""你看起来像个模特，而不是治疗师。"这些问题会让新手治疗师放松警惕，然而也没有现成的答案供他们学习。

"不确定的时候，顺其自然"是一条有用的经验。新手治疗师在面对这些评价或问题的时候，很容易因不知怎么回应而犯错或者以沉默代替回应，这都显得不够人性。患者和治疗师一起走向办公室的路上，一定程度的寒暄有助于患者放松下来并在咨询开始就打开话匣子。有些患者在走廊里就开始谈论个人议题，治疗师可以说"进了办公室再说吧"，这是一种信号，表明走廊并不私密。

涉及有关治疗师的个人问题时，不同的治疗师对于自我暴露有不同的态度。一些天性更注重隐私的人可能倾向于对自己的事只字不提。其他人可能以不给患者带来负担的方式分享他们生活的某些方面。另一个需要注意的问题是，新的治疗开始时，患者有权得到一些问题的答案。这些问题包括治疗师是不是正在受训或接受督导；治疗费是多少；因为临床业务调整或培训项目结业，治疗师是否打算在接下来几个月离开；治疗将持续多久；错过的会谈将如何安排。

还有很多落在灰色地带的问题，没有简单规则可循。比如治疗师的婚姻状况、宗教信仰、年龄、性取向。对于同性恋患者，一些治疗师可能会选择公开自己的同性恋身份，因为他们认为这样可以帮助特定的患者克服羞耻感或缓解尴尬，并促进会谈进程。其他治疗师可能倾向于将他们的私生活排除在治疗过程以外。如果对回答这个问题的价值有疑问，治疗师可以探索为什么这些信息对患者如此重要。暴露宗教信仰很少会在心理治疗中起作用。如果患者和治疗师有不同的宗教信仰，有些患者可能会觉得治疗师将永远不会理解他们。如果宗教信仰相同，患者会对治疗师的信念做出无数的假设，其中一些很有可能是错误的。如果患者确信他们了解治疗师的信仰，那么他们将不会在治疗中提出这些假设。

年龄和婚姻状况是治疗中很重要的议题，治疗师可以深入地去探究提出问题的原因。归根结底，治疗师有隐私权。你完全可以对一个好奇的患者说："我无意失礼，但我倾向于让我的私生活处于治疗之外。这个过程的主角是你，且重点应该是我如何能帮助到你。"

治疗过程中出现的许多问题都并非特别个人化。患者可能问他们的治疗师，他们是否看过某部电影或某个电视节目。他们可能会提起某个名人，问治疗师是否知道他。许多治疗师都会自由地回答这些问题，作为一种促进自发性、自由流动的沟通方式。当然，有些问题会因为太个人化而无法回答，但治疗师在以他们的方式回答患者问题的时候应避免过于正式或拘谨。把所有问题都抛回给患者的套路——"你怎么看？"——可能会削弱患者在心理治疗中敞开心扉的能力。

治疗师办公室里的座位该怎么安排呢？尽管培训机构习惯于在小办公室里放置两张面对面的椅子，但这样的安排可能对患者或治疗师都不是最佳的。面对面坐着可能会带来强制性的眼神交流，这对双方来说都挺痛苦的。如果一个人把目光移开，就可能让另一个人感到不自在，或者至少让人在社交上尴尬。相比之下，如果两把椅子能与墙壁呈 45°角（见图 3-1），患者就可以选择看治疗师或者看别处，怎么舒服怎么来。这种安排下的自然视线就使目光接触不那么具有强制性。患者可能会发现，如果能回避治疗师的目光，谈论一些令人尴尬的话题会容易得多。

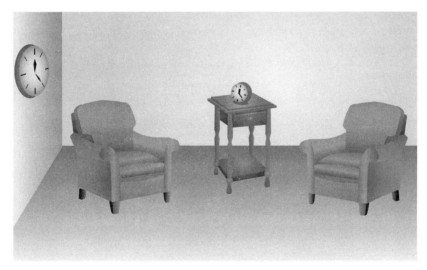

图 3-1　推荐的座位设置（治疗师的椅子在右边）

这样的安排也有助于对会谈时间的把握。大多数治疗师在看表的时候会感到很不自在，当患者看向别处或打喷嚏时，治疗师可能才会偷偷地瞥一眼自己的手表或办公室的时钟。这种"暗中观察"并不是最理想的，而且会让患者不自在，他们迟早会意识到治疗师的策略。即使治疗师对看时间很开放，一些患者还是会感到被轻视或受伤。他们可能会感到治疗师忽视了他们，或者对他们讲述的内容感到厌烦。当然，这些反应可以在患者身上进行卓有成效的探索，并在患者觉得受到轻视或类似的情况下产生有效的工作。不过，在治疗师椅子对面的墙上挂一个时钟，治疗师的余光就能瞥见时间。有些治疗师更喜欢在椅子之间的桌上放一个桌摆时钟（还有一些纸巾），这样一来在治疗期间双方都能很容易地看到时间。

边界和框架的议题

　　长程心理动力学心理治疗是在一个框架内进行的，这个框架有一系列的专业边界，比如会谈的地点；会谈的持续时间；治疗师提供服务的有偿性；无身体接触（除了在某些情况下握手）；治疗师有限的自我暴露；隐私性；治疗之外不能有双重关系，比如财务或商业关系、社交聚会或恋爱关系。整个设置是不对称的，这样就明确了治疗师的目标是帮助患者解决促使他们寻求治疗的问题。

　　新手治疗师常常会将边界教条化。"框架"的概念可能是有问题的，因为它经常让人联想到一个呆板的画框的视觉意象。拳击场上的柔韧拦网可能是一个更好的意象（尽管用拳击做类比在另一方面也是有问题的！），借此可知框架是能够因为各种理由被延伸或调整的。界限的设计是为了创造一个保护膜，在这个保护膜里治疗师可以是共情、温暖和回应的，并建立抱持的环境，让患者感到被理解和确认。如果一个家庭去大峡谷度假，他们会发现有护栏防止他们掉进深渊。孩子们（和成人）因此可以尽情玩乐而不必担心灾难发生。

同样，治疗的边界创造了一个安全且有保证的环境，在这个环境中，治疗师和患者可以进入"游戏空间"，在这里讨论和探索感受、知觉、想法和回忆。框架的物理性质允许共情、投射性认同和内摄在心理上跨越边界（Gabbard 2016）。

此外，边界常常会被延伸，甚至是为了适应患者的某些方面或由于治疗师对患者产生的反移情而被突破。举个例子，需要适应患者的情况可能发生在一位年长的患者走进办公室时，他被地毯绊倒并摔倒在地板上。治疗师赶忙起身，帮忙扶患者起来，询问他是否受伤。通常情况下，治疗师会避免触碰患者，但在这种情况下，治疗师如果坐着不动和没有反应反而犯错了。这名患者很可能会选择不回来了。

反移情反应发生的一个例子是，新手治疗师允许患者时间结束后在办公室多待 15 分钟，因为她为患者感到难过，且不想"把患者丢出去"。治疗师在督导之下探索整个事件，然后把它带到下一次会谈中，与患者讨论这样的例外是如何对患者造成影响的。患者报告说，治疗师让她觉得自己是"特别的"，这让她开始思索母亲似乎从没有让她感觉到被特殊对待。延长的时间并没有对她造成伤害，而且治疗性的讨论是有成效的。

以上两个例子代表着边界**突破**（crossing），而不是边界**侵犯**（violation）（Gahhard 2014; Gutheil and Gabbard 1993, 1998）（见表 3–1）。对于框架来说的确有损害，但确为良性甚至对患者是有帮助的。边界越过的作用是衰减的（在次要的意义上来说），经常是单独发生，在治疗中也是可以谈论的。相比之下，边界侵犯，如性卷入就带有剥削的性质，会重复出现，而且一般情况下没法谈论。换句话说，患者可能在意来自咨询师的亲吻或拥抱，咨询师却忽视了患者的担心，仅仅说这是"真实关系"的一部分，不需要讨论（Gabbard 2016）。

表 3–1 边界突破与边界侵犯对比

边界突破	边界侵犯
破坏框架是良性甚至是有帮助的	破坏框架是有剥削性的
通常单独发生	经常重复出现
多数案例中在初期出现且不断衰减	经常走极端且让人震惊
治疗中是可以谈论的	治疗中治疗师基本上没有勇气谈
最终不会对患者造成伤害	典型地会对患者和治疗师造成伤害

本着保持边界灵活的精神，治疗师必须认识到，每一个治疗师和患者的二元体都会逐步构建一个对两人来说独特的框架。这个互动矩阵（Greenberg 1995）包含了患者的需要和治疗师的个人特征之间的一些妥协。有些患者可能需要更多的情绪表达，更多来自治疗师的言语行动，甚至更多对幽默的使用。如果治疗师不能做一些细微的调整以使患者感到足够舒服地参与治疗，一些患者可能就会很失落。其他患者可能希望有一个愿意就花边新闻或流行电影进行简短交谈的治疗师。有些治疗师在这么做的时候能感到相当自在，而另一些人可能比较注重隐私，喜欢把意见藏在心里。治疗师和病人的二人组合会在咨询室的两个主体之间做出一些妥协或平衡。

有时候，治疗师的个人偏好可能会受到挑战。一位中年患者哭着走进治疗师的办公室，告诉他她刚刚听说儿子在海外去世的消息。她向他伸出双臂，要去拥抱治疗师，而治疗师在一瞬间做出了一个决定：在这种情况下，如果拒绝了这个拥抱，这将是灾难性的。他温柔地回应了她的提议，给了她一个拥抱，并在她啜泣时抱了她一会儿。然后，他让她坐到椅子上，以便倾听她的更多感受。拥抱患者的时候他感到并不舒服，但他认为在这种情况下，拥抱是两害相权取其轻之举。在整个治疗过程中，拥抱只出现了一次，后来当患者从悲伤中走出来的时候，这个话题就可以被讨论了。

许多患者要求拥抱。一些患者需要被拥抱因为拥抱是既往治疗或者他们参加的 12 步骤团体治疗的一部分。他们可能会因为治疗师不给出拥抱而将其视为冷酷无情。然而，治疗师所面临的难题是，人们永远都无法提前知道拥抱将会产生什么样的影响。即使治疗师怀着最好的意愿去拥抱患者，这对患者的影响很可能在很大程度上不同于意图（Gutheil and Gabbard 1998）。治疗师可能觉得他的拥抱与性无关，但患者可能有童年期的性虐待史，并且对任何侵犯她身体边界的行为都异常敏感。不管治疗师的初衷如何，她都可能感觉到被一个拥抱冒犯了。而且，治疗师也永远无法确定自己的意图。当与患者打交道时，我们会无意识地表现出各种各样的自我需求，而且我们是自我欺骗的专家。我们可能会认为自己拥抱患者是因为她的童年被剥削而她需要爱来弥补过去的缺失。然而，我们可能会无意识地按照自己的性渴望或需要来行事。

在决定超过握手以外的任何身体接触时，有几条经验法则是有用的。法则中很少建议治疗师主动拥抱。如果患者主动拥抱且治疗师回应了，这应该是治疗中特殊情况下的特殊事件。这应该也是要讨论的——既要和患者，也要和自己的督导师。频繁的拥抱似乎意味着开始逐渐滑向边界侵犯了（Gutheil and Gabbard 1993）。

多数过分的边界侵犯，如与患者的性关系，都始于治疗师对常规工作方式的细微偏离，而最初这些似乎是良性的。但随着治疗师不断说服自己，相信自己在做的事仅仅是对患者需要——再往后是对治疗过程——的适应，事态就会像滚雪球一样恶化。通常，这条下坡路的第一步是治疗师对个人议题的自我暴露，这导致了角色的对调。患者变成了一个富有同情心的听众，倾听治疗师描述自己的困难：离婚、孩子生病或是个人疾病。最初患者对这些暴露的反应可能非常积极，于是治疗师认为这实际上有助于患者变得更加开放。很快，患者可能开始安慰治疗师，并在会谈结束时给治疗师一个短暂的拥抱，作为在需要的时候支持治疗师的一种方式。拥抱可能发展成亲吻，亲吻发展成抚摸，不久后治疗师和患者就开始在办公室外约会。因此，必须根据偏离的出现来监控框架。治疗师应该在督导中讨论这些偏离，并说明为什么出现，这样能保证原因清晰，并且通过整体的治疗方案证明其合理性。

反移情在心理治疗中普遍存在。实际上，正因为反移情主要是无意识的，我们一般都是通过让我们感到意外的行为来了解它的。一方面可以和督导或会诊医师探讨这些，另一方面也可以就这些行为的意义与患者探讨。

心理治疗的基本组成部分实际上可能是超越了边界和框架的，那就是治疗师是**为了**患者而在那里的。治疗师在会谈期间不接电话或回复微信，因为在这 45 或 50 分钟的会谈里，他们的时间属于患者。然而，紧急情况偶尔会出现，对于一般的规定也会有例外。不过，这些例外应该是极个别的，也应该积极地与患者讨论。在会谈结束的时候，我们可以提供额外的时间来弥补通话占据的时间。如果突发事件完全打乱了会谈，治疗师可以提出重新安排会谈并且对中断的小节免收取费用。

在评估过程中做记录通常是有帮助的，既能确保历史性事实被正确地记录下来，也为制订治疗计划保留了必要的信息。然而，在心理治疗的过程中，做记录会干扰关系和共情的发展。它也可能会打断治疗师对患者引发的反移情的沉浸——治疗中的重要信息就变得模糊了。治疗师可能想要草草记下他们所做的主要干预或患者提出的主题以用于督导。然而，这些记录最好还是在会谈结束后，下一位患者到来之前或者当天晚些的时候做。

描述会谈的记录被称为**心理治疗过程记录**，应该与患者的病历或医疗记录分开存放。如果它们被单独保存在一个文件夹中，那么当患者要求一份医疗记录，或法律行为引起传唤记录时，心理治疗师的过程记录就不会被暴露。这些记录是治疗师的财产，因此，实习治疗师能自由写下关于他们自身反移情或者对患者印象的记录，其中一些是不能让患者读到的。相比之下，病历中的官方进展记录可以由患者或任何可能参与诉讼过程的人读到，因此需要简短并尊重患者的隐私。这些记录可能涉及治疗中广泛的主题，比如"患者今天讨论了他与女性的复杂关系，我们探讨了这与移情议题的关系。"有潜在法律后果的重要材料也可能包含在这些笔记中，如药物反应和变化、自伤想法或关于治疗的重要决定。

网络中的边界

也许我们这个时代最伟大的革命就是互联网的发展以及随之而来的沟通方式的转变。大多数治疗师开始认为与患者进行在线交流是必然的（Gabbard 2016; Hartman 2012），但在何种情况下接受这样的交流方式还在磋商中，其中充斥着一系列伦理和边界的考虑。现在，患者常规地会通过短信或电子邮件联系他们的治疗师。有些患者会把他们觉得当面难以启齿的讨论通过电子邮件发送给治疗师。这里有个陷阱，治疗师接受了患者这样的讨论，与患者共谋式地将这样的内容放在了心理治疗的框架以外。治疗师可以明确告知患者，任何邮件或短信的交流都能在下次会谈中当面进行。当然，关于日程变化的小沟通可以在心理治疗的监督之外进行。然而，我们需要提醒患者，由于缺乏隐私性，电子邮件或短信都会存在许多风险。《健康保险流通和责任法案》（The Health Insurance Portability and Accountability Act, HIPAA）现在规范了医生和患者之间关于电子邮件的使用，并强烈鼓励通过加密或门户网站来保护隐私。当你离开办公桌时，电子邮件可以被偶然看到你计算机屏幕的人阅读。他们可以在你身后阅读。它们可以被有意或无意地转发给那些不应该看到私密通信的人。此外，这些邮件还可能会被传错人，因为自动补全功能会在填写电子邮件地址时打断输入，而这个功能是按照发件者先后次序的模式完成的。如果有法律程序，所有的电子邮件和文本都可以访问。一种保护隐私性的安全方法是对患者设置限制，限定哪种交流类型适合发短信和电子邮件。许多临床医生明确指出，这种沟通模式应该被限制在小框架议题上，如日程安排。如果一封电子邮件或短信含有实质内容，治疗师可以巧妙地建议在下一次会谈中处理这些内容。

网络革命中另一项备受指责的发展是对心理治疗师匿名性的侵蚀，抑或如有些人所说的，隐私之死。如今，对于新患者来说，初次预约前或第一次治疗后去搜索治疗师的信息是常规操作。虽然这种做法会让治疗师非常不舒服，但我们无法阻止它。网络上的东西现在都是公共信息。我们会感到被冒犯且愤怒，因为网上的信息可能会暴露我们自己或家人的信息，而且网上的信息是不准确的。然而，如果我们限制患者去搜索我们，这就像是告诉一个孩子不要去打开家里的一扇任意门（Gabbard 2016），这会让孩子充满好奇。患者会想，"治疗师到底有什么瞒着我呢？"患者也可以访问"给你的医生评分"网站，在那里，曾经和现在对治疗师有愤怒的患者可能会对治疗师的行为发表非常负面的评价。当代治疗师必须与这个问题共存，并探索患者对他们在互联网上发现的东西的反应。

一个更具争议的议题是，治疗师是否应该搜索他们的患者。这种做法通常被称为患者定向搜索（patient-targeted googling, PTG），现在这种情况在有些治疗师那里越来越普遍，因为他们关心在心理治疗的讨论中有没有什么被遗漏了。在一项研究中，207 名德国心理治疗师被问及有关 PTG 的具体问题（Eichenberg and Herzberg, 2016）。研究人员发现，当治疗师怀疑患者可能在撒谎时，39.6% 的人会在网上搜索患者，而且 39.3% 的人知道有同事或者督导也会这样做。这样的做法虽然存在较大的争议，但必须考虑到治疗背景。司法精神病学家可能需要了解患者背景的各个方面，包括犯罪记录和可能影响评估完整性的行为。另一方面，心理治疗师必须尊重患者的权利，让他们在分享其他事物时保留一些隐私。也会有人提出一些尖锐的问题，证明有些治疗师会开车经过患者的房子并透过窗户去了解更多他们的私生活。互联网的无处不在可能使我们更愿意对患者感到好奇，并通过侵入性的行为来实现这种好奇。另一方面，也可能有例外情况，比如"患者被认为有自杀倾向"，获取网上的信息似乎就成为一个生死攸关的议题。

关于互联网的最后一个思考是社交媒体。如果治疗师选择使用 Facebook 或其他社交媒体，明智的做法是进行隐私设置，这样患者就没办法在网上窥视治疗师的私人生活了。类似地，目前关于这一话题的大多数文献都表明，治疗师不应该通过患者的脸书（Facebook）好友申请，因为患者会把友谊理解成与治疗师意图相悖的意义。

费用

费用是新手治疗师最难解决的问题之一。大多数新手觉得他们并不值得收费，因为他们没什么经验，只是在学技能。然而，治疗是一项困难的工作，从业者理应得到报酬。由于实习治疗师并不能心甘情愿地提出这个议题，他们可能会允许对方拖欠账单。治疗师的害怕中可能包括患者会放弃治疗或讨论患者不付费的问题会显得很冷漠。

费用议题的背后往往潜藏着愤怒与攻击。新手治疗师必须记住，收费是提醒患者治疗关系不是生活中的友情、亲情和爱情。温尼科特（1954）指出，爱与恨都内在于治疗关系中。在抱持的环境中，提供共情理解会被患者体验成爱与关心。但是，患者会将费用和时间的限制视为恨与攻击的体现。许多患者都希望治疗师成为他们童年期未能拥有的完美父母。如果治疗师不收费，患者可能就会开始认为那个理想化的幻想中的形象终于被找到了。当患者面对账单时，他们可能的确会生气，但探索他们对支付的期望可能会对治疗有奇效。他们会透露出无意识中被照顾而不必为此支付账单的幻想。

新手治疗师必须记住一句老话："一分钱一分货。"如果患者没有支付账单，那么治疗师本质上提供了免费的治疗，这会向患者传递这样一种信息，即这样的治疗啥也不是。同样地，如果治疗师因为反移情的原因而不情愿拿出账单，患者又会如何理解这种不作为呢？治疗师是不是过于自我贬低以至于收取报酬都显得不合适了？心理治疗需要患者做出一定程度的付出，如果付出不是必须的，患者会希望这一过程能永远进行下去，他们也不会感到被鼓舞着朝着目标去努力。许多教学诊所都有浮动收费，当治疗师偏离这些标准时，就应该弄清楚其中的原因，并且与督导进行彻底的讨论。

当受训者从培训项目中毕业并进入实践，他们很快会意识到收费太低会导致治疗师的不满。如果治疗师对财务安排不满意，患者也不太可能接受到最佳的治疗。这种不满很可能也存在于培训的环境中。

一位工作第三年的住院医师在公立医院的门诊部坐诊，来这里患者是不用付钱的。但是，治疗师每次都不得不为心理治疗赴约花 5 美元停车费。她逐渐意识到，治疗实际上是在花她的钱而不是患者的。她常常觉得自己才是那个做出牺牲的人，而不是患者。值得称赞的是，她意识到这种特殊的反移情，并且与督导讨论了这个问题。

患者能清楚地感受到，一开始治疗师不情愿设定合理的收费，也不在收费上做坚持。他们会利用治疗师的这一弱点，坚持支付较低的费用，即使他们把钱花在其他与治疗相比显得微不足道的项目上。一位新手治疗师要求教学诊所在浮动收费标准的政策上进行特殊处理。他的患者每次治疗只花 20 美元，他告诉治疗师，鉴于自己有限的预算，即使是这样也捉襟见肘。然而后来治疗师懊丧地发现患者在休假的那一周去了夏威夷。患者甚至告诉他，这次旅行是多么令人放松。

礼物

患者经常想给治疗师带一份礼物。虽然在心理动力学治疗和精神分析中，礼物曾经被完全禁止，但随着时间的推移，在这个问题上的观点已经发生了变化。在治疗的某些时刻，患者怀着感激之情送出不贵的或工作的礼物是可以接受的。有时，如果拒绝这些礼物，可能会对治疗联盟和患者的自尊造成毁灭性的打击。一些患者需要感觉到他们可以回馈给治疗师一些东西，礼物被拒绝会是一种羞辱的体验，一些患者可能很难克服这种体验。

另一方面，礼物也可以作为无意识的贿赂来巴结治疗师，或者操控治疗师与患者共谋去回避那些治疗中相当困难的议题，或者作为对治疗师的攻击和愤怒的防御。因此，即使接受了礼物，治疗师通常也应该和患者一起讨论礼物的意义，以评估礼物背后潜在意义的可能性。

治疗师时不时会处于不知如何反应的两难困境中。治疗师可能不确定礼物的价格，或者他们可能会担心如果拒绝礼物，患者的感情会受到伤害。另一个比较不确定的情况可能是礼物的文化意义。例如，当一名实习治疗师拒绝了一名中东患者的现金礼物时，该患者告诉他，在他的国家有句谚语，"拒绝礼物就是与我为敌"。在模棱两可的情况下，治疗师会想要推迟对是否收下礼物的决定。治疗师可以告知患者，自己需要和督导讨论这份礼物，或者查阅临床规定之后再做决定。在这种情况下，治疗师可以把礼物留在办公室，或者让患者保管它，并在下次会谈中把它带来。

保密问题

隐私感是心理治疗框架中的重要组成部分。患者只有在觉得自己的秘密会被保守的时候，才会透露他们最黑暗的秘密和最羞耻的幻想。心理治疗师理解这一原则，但他们也会向督导展示心理治疗过程的材料，并在临床案例讨论会上听取报告，在这些会议上，私密的患者沟通会被公开地讨论。这种氛围会导致对保密性的放松，而存在很大的问题。

应该提醒实习心理治疗师，在任何情况下保密性都不容轻视。治疗师不应该向配偶或家庭成员谈论他们的患者。如果在餐馆或者公共场合遇到他们的患者，除非患者先说话、点头或者招手，否则他们不应该公开承认认识患者。有些患者宁愿对他们见治疗师的事实完全保密，也不愿在他们的家人面前承认认识治疗师。就连见患者的事实都应该是保密的。因此，如果有人问治疗师，"你见过简·史密斯吗？"最好的答复类似于"出于隐私的考虑，我没法透露我在治疗中见过或没见谁。"除此之外，听过心理治疗相关材料的人也应该对此保密。举个例子，如果有人从一位患者那听到了一个共同的熟人或朋友的八卦，那这段内容是不应该再复述给任何人的。当在教学会议上，我们必须用案例材料来陈述时，关于患者身份特点的部分应该小心地隐匿起来，使听众无法分辨身份。如果实习生在案例陈述中开始感觉自己可能知道患者是谁时，那么这名实习生就应该谨慎地离开会议。

新手治疗师可能会陷入一种进退两难的困境，即患者的家属打电话给他们。有些家属希望能得到患者的进展报告。还有家属会认为患者没有将自己的一些行为报告给治疗师，从而想要亲自提醒。在这种情况下，治疗师可以耐心地倾听家属想说的内容，但治疗师有义务向家属解释，心理治疗中发生的事是保密的，所以不能向家属透露任何信息。因为如果患者发现治疗师一直在和家属交谈，那么治疗联盟就可能受到潜在的损害，治疗师还必须告知来电者，患者需要在下次的治疗会谈中被告知这次来电。

总结

开始心理治疗的首要任务是通过共情性倾听患者所关注的内容来建立治疗联盟。患者在治疗开始时询问我们的某些问题是需要直接回答的，而另一些问题则处于灰色地带，必须通过临床判断来确定适当的回答。长程心理动力学治疗必须是在一个由一系列专业边界组成的框架内进行的。这些边界包括费用、办公室环境、非身体接触、非双重关系、会谈小节时长以及治疗师有限的自我暴露，通过这样的设置来创造一种安全可靠的环境，以使患者能自由地讲述或感受任何事，而不需要担心对关系有不好的影响。框架中的良性破坏，称为**边界突破**，应该与**边界侵犯**区分开。前者是有益的框架突破，通常发生在单独的事件上，在性质上是次要的，最终是可以和患者进行讨论的。而另一方面，边界侵犯常常是重复的、不可讨论的，并且对患者是有伤害的。

应该避免在治疗过程中做记录，这样才有可能和患者建立融洽的关系并沉浸在患者的体验中。新手治疗师往往在要价和收费方面存在困难，这一困难应该放在督导中去解决，而不是回避。保密是神圣而不可侵犯的，治疗师应该时刻警惕那些可能会无意中泄露保密信息的情况。

（吴边 译）

参考文献

Butler SF, Strupp HH: Specific and nonspecific factors in psychotherapy: a problematic paradigm for psychotherapy research. Psychotherapy: Theory, Research, Practice, Training 23:30–40, 1986

Eichenberg C, Herzberg PY: Do therapists google their patients? A survey among psychotherapists. J Med Internet Res 18:e3, 2016

Falkenström F, Ekeblad A, Holmqvist R: Improvement of the working alliance in one treatment session predicts improvement in depressive symptoms by the next session. J Consult Clin Psychol 84:738–751, 2016

Frieswyck SH, Allen JG, Colson DB, et al: Therapeutic alliance: its place as a process and outcome variable in dynamic psychotherapy research. J Consult Clin Psychol 54:32–38, 1986

Gabbard GO: Psychodynamic Psychiatry in Clinical Practice, 5th Edition. Arlington, VA, American Psychiatric Publishing, 2014

Gabbard GO: Boundaries and Boundary Violations in Psychoanalysis, 2nd Edition. Arlington, VA, American Psychiatric Association Publishing, 2016

Gibbons MBC, Crits-Christoph P, de la Cruz C, et al: Pretreatment expectations, interpersonal functioning, and symptoms in the prediction of the therapeutic alliance across supportive-expressive psychotherapy and cognitive therapy. Psychother Res 13:59–76, 2003

Goldman RE, Hilsenroth MJ, Owen JJ, et al: Psychotherapy integration and alliance: use of cognitive-behavioral techniques within a short-term psychodynamic treatment model. J Psychother Integr 23:373–385, 2013

Greenberg JR: Psychoanalytic technique and the interactive matrix. Psychoanal Q 64:1–22, 1995

Gutheil TG, Gabbard GO: The concept of boundaries in clinical practice: theoretical and risk management dimensions. Am J Psychiatry 150:188–196, 1993

Gutheil TG, Gabbard GO: Misuses and misunderstandings of boundary theory in clinical and regulatory settings. Am J Psychiatry 155:409–414, 1998

Hartman S: Cybermourning: grief influx from object loss to collective immortality. Psychoanal Inq 32:454–467, 2012

Hilsenroth MJ, Cromer TD: Clinician interventions related to alliance during the initial interview and psychological assessment. Psychotherapy: Theory, Research, Practice, Training 44:205–218, 2007

Hoglend P, Hersoug EG, Bogwald KP, et al: Effects of transference work in the context of therapeutic alliance and quality object relations. J Consult Clin Psychol 79:697–706, 2011

Horvath AO: The therapeutic relationship: research and theory. An introduction to the special issue. Psychother Res 15:3–7, 2005

Horvath AD, Symonds BD: Relation between working alliance and outcome in psychotherapy: a meta-analysis. J Couns Psychol 38:139–149, 1991

Horwitz L, Gabbard GO, Allen JG, et al: Borderline Personality Disorder: Tailoring the Psychotherapy to the Patient. Washington, DC, American Psychiatric Press, 1996

Krupnick JL, Sotsky SM, Simmens S, et al: The role of therapeutic alliance in psychotherapy and pharmacotherapy outcome: findings in the National Institute of Mental Health Treatment of Depression Collaborative Research Program. J Consult Clin Psychol 64:532–539, 1996

Levy SR, Hilsenroth MJ, Owen JJ: Relationship between interpretation, alliance, and outcome in psychodynamic psychotherapy: control of therapist effects and assessment of moderator variable impact. J Nerv Ment Dis 203:418–424, 2015

Luborsky L: Principles of Psychoanalytic Psychotherapy: A Manual for Supportive Expressive Treatment. New York, Basic Books, 1984

Luborsky L, Luborsky E: Research and Psychotherapy: The Vital Link. New York, Jason Aronson, 2006

Martin DJ, Garske JP, Davis KK: Relation of the therapeutic alliance with outcome and other variables: a meta-analytic review. J Consult Clin Psychol 68: 438–450, 2000

Poland WS: The analyst's witnessing and otherness. J Am Psychoanal Assoc 48:16–35, 2000

Winnicott DW: Metapsychological and clinical aspects of regression within the psycho-analytic set-up, in Collected Papers: Through Pediatrics to PsychoAnalysis. New York, Basic Books, 1954

Zuroff DC, Blatt SJ: The therapeutic relationship in the brief treatment of depression: contributions to clinical improvement and enhanced adaptive capabilities. J Consult Clin Psychol 74:130–140, 2006

第 4 章

治疗性干预：
治疗师该说些什么或者做些什么

如果祖师爷赏饭吃，大部分新手心理治疗师能够与患者建立良好的关系并能共情性地倾听他们的故事。然后，心理治疗师开始询问自己两个基本问题：我该说些什么？我该做些什么？不苟言笑、刻板沉默的治疗师形象常常萦绕在他们的心头。大多数新手倾向于认为自己的反应太随意了，说得太多，或者在与患者的互动中太过积极主动。当然，上述这些情况都是有可能的，但可能性更大的情况是，新手因为害怕随意、人性相遇以及自然的反应，反倒过于生硬和正式。

中立、匿名和节制

三种通常被认为是弗洛伊德时期老古董的技术原则——中立、匿名和节制——几十年来一直被新手治疗师误解。弗洛伊德本人在他自己的临床工作中实际上并不真正地赞同这些原则（Lohser and Newton 1996），他可能会告诫他的弟子们，以免他们进行野蛮分析，损害他一手创立的这个年轻学科的声誉。在过去 20 年里，精神分析和心理动力学治疗关于治疗师参与的界定上经历了巨大的变化。充当"白板"的治疗师已经退出精神分析历史的舞台。这三条原则——**中立**（neutrality）、**匿名**（anonymity）和**节制**（abstinence），在某种程度上是有意义的，但只是相对来说。三个原则中的任何一个都不应该让新手治疗师对患者冰冷、淡漠或者疏远。

中立从来不意味着冷漠或者疏离，这个原则就像本我、自我、超我和外部现实一样，已经被广泛地接受。然而，治疗师很难把握这些元心理构建，并且，将其应用于实践可能是一个巨大的挑战。在某种程度上仍然有效的原则是，心理动力学心理治疗师试图对患者的愿望、渴望，甚至某些行为都保持不加评判的态度，以便更好地理解他们。如果患者感到被理解而不是被评判，他们更有可能向治疗师敞开心扉。

在心理治疗中保持非评判状态的难点是，治疗师一直在私下评判患者。那怎么做才能不让自己的感觉、反应和意见频繁流露出来呢？我们在每次治疗过程中都会做出很多判断，会对患者的着装、说话的内容、选择什么样的伴侣、他们在床上做什么、如何消费以及在心理治疗中选择谈什么等等有自己的看法。但与此同时，心理动力学心理治疗师也认同患者在生活中应该有自主权。最重要的是，治疗不应该是强制性的。

幸运的是，在患者的很多重要事情上，治疗师可以保持一种合理的、不带偏见的态度。例如，一位有复杂婚姻问题的患者，可能会对离婚的利弊感到纠结。而治疗师或许可以看到问题的两面性，并在患者最终做出决定时保持合理的中立立场。在其他问题上，比如虐待儿童、犯罪或拒绝支付治疗费用，治疗师可能会对患者有明确的态度。有时，向患者表达这些感觉是有意义的。例如，如果治疗师对令人震惊的犯罪或残忍行为的叙述没有反应，就可能被视为默许，并与患者共谋将暴行合理化，使其在某种程度上变得可以接受。

关于中立的讨论直接引出了**匿名**的概念。现在人们普遍认为，治疗师一直在以各种方式自我暴露。治疗师办公室里的装潢风格和或者室内物品选择，治疗师回应患者各种评论时面部表情的细微变化，甚至治疗师在治疗过程中何时做出评论都能反映出他们的很多信息。治疗师不会谈论他们的私人生活、家庭或者个人问题，然而，这种关系的内在不对称使得谈话的焦点必须放在患者的问题上。与患者分享个人问题会加重他们的负担，使他们觉得有责任照顾治疗师。

关于匿名的最初观点是，必须对患者隐瞒治疗师的"真实特征"，以避免"污染"患者对治疗师的移情。现在大多数动力学治疗师不再认可这个观点，因为无论治疗师做什么，都会持续影响患者对治疗师的看法，因此，要避免影响患者的移情几乎是不可能的。例如，如果治疗师选择一种沉默、疏远、面无表情的姿态，患者就会认为他冷漠、沉默、难以投入情感。在某种程度上，移情是一种对治疗师行为方式的真实感知，而不仅仅是患者过去关系的重现。

作为一种原则，**节制**是一种告诫，以避免过度满足患者的移情愿望。然而，极度不满足会让患者脱落。除非患者能从治疗师那里得到一些东西，否则治疗不太可能继续。更糟糕的是，患者可能会受虐地服从一个冷漠的治疗师，以为最终会有一些回报。治疗师只要仁慈、温暖地倾听患者的忧虑，就能给患者带来很大的满足感。他们可能会因为一个笑话而开怀大笑。也会因一个悲伤的故事而泪流满面。从他们的面部表情可以看出，在每次治疗开始时他们对患者很感兴趣。当然，在满足性愿望和其他任何出于私欲而可能对患者产生剥削的方面**应该**保持节制。

克制的态度可能是基于匿名、中立和节制的精神分析传统的当代衍生品。治疗师通常希望患者有能力决定什么对他们来说是最好的，而无须考虑治疗师的态度。同时，在一定程度上也需要治疗师的自发性。为了理解患者的内心世界，治疗师必须让自己参与到患者的"舞蹈"中去，并允许一定程度的反移情发展。如果治疗师拒绝跟随患者治疗的舞步，音乐就会停止。Gabbard 和 Wilkinson（1994）指出，"治疗师最佳的心理状态是，他们允许自己'沉浸'于患者的内心世界，同时保留着对当前状态的觉察能力，即使在某种程度上受到患者的影响，他们依然可以对自己的想法做真实的思考"（p. 82）。

治疗师的干预

　　治疗师对患者的评论通常被归到历史悠久的心理治疗干预的类别中。然而，有些评论不符合干预的特征，对使用恰当干预措施的担忧不应妨碍在治疗性对话中展开自然的会谈。如图 4–1 所示，可以在一个表达性 – 支持性的连续谱中理解各种干预措施。

　　在图 4–1 的左侧，最具表达性的干预是解释。这种干预通常是动力学心理治疗师探索和理解患者的主要工具。这样做的目的是让患者觉察到他们还没意识到的事情，有些时候意味着把以前无意识的东西意识化，其他情况也包括帮助患者指出他们看不见的现象之间的联系。当然，还有解释的部分。治疗师试图通过解释患者的动机和意义来帮助他们获得领悟能力。下面的这个片段便是一个解释工作的例子。

　　一位 22 岁的年轻人，他感到自己无法在社会上立足，他告诉女治疗师，他还和母亲住在一起，而且找不到自己喜欢的、有意义的工作，母亲对他很生气。他向治疗师抱怨。

　　患者：我妈妈总是对我唠叨个没完。我讨厌活在她的掌控下。我希望她不要管我。

　　治疗师：但是你没有去找工作，也许你可以通过工作来争取自己的独立。

患者：那是因为在网络招聘信息里没有什么有意思的工作。

治疗师：有时候你可能不得不做一份不太喜欢的工作，这样你才能独立生活，而不用承受父母的压力。

患者：相信我，我已经看过招聘广告了，在目前高失业率的情况下，没有什么可做的。我们正处在经济危机中。

治疗师：你知道吗，我有一种感觉，你在尝试找新工作的问题上采取对立的姿态，从而制造出你妈妈和我都会唠叨的情境。我想知道是不是被人唠叨的时候会让你感觉到有人在关心你。

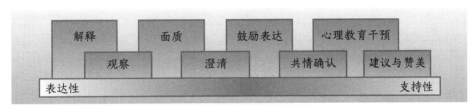

图 4-1　干预的表达性 - 支持性连续谱

在这个解释中，治疗师将患者与母亲之间发生的事情和患者与治疗师在移情中发生的事情联系起来。在两种情况下，患者表现出一种抗拒别人催促自己找工作的模式。根据治疗师的观点，患者对于改变现状的态度很明显是矛盾的，她推断患者坚持维持现状是因为某些超出自我意识的原因。她指出，他感到被关心和照顾，他不想失去这种保护。她将解释作为一种可能性传递给患者——"我想知道……"——以此避免一种专制的立场，并且允许患者有不同的观点。常规来说，解释性评论应该作为治疗师治疗过程的假设来呈现，并邀请患者共同思考探索治疗师的概念化。此外，就像心理治疗中的所有讨论一样，推测也应该使用温和的语气和日常对话性的语言，而不是晦涩难懂的行话，以免吓到患者或让患者失去兴趣。就像Parsons（2012）所说，治疗师需要"避免话语中大量预备好的专业术语堆砌"（p. 69）。

因为无意识的愿望、幻想和信念会出现在童年关系、当前治疗外的关系以及移情中，所以它们可能经常是解释工作的重点。新手治疗师经常犯的错误是把移情等同于患者所说的他们对治疗师的感受。移情当然包括那些对于感受的言语表达，但是在患者与治疗师谈论或者联结的方式中会呈现得更明显。移情中产生的感受在开始的时候可能是无意识的。大多数情况下，对于移情中的愿望、恐惧和感受，治疗师在患者意识到并言语化之前已经做出推断。作为一般原则，治疗师需要推迟对移情的解释，直到接近于患者的意识层面为止。如果过早地解释，患者可能完全无法理解治疗师所说的话，甚至会感到被误解。古语云"三思而后行"，这同样适用于咨询。有时，推迟对移情的解释也为患者提供了时间去认识自己的移情感受。

D先生是一名35岁左右的律师，在一个同龄女精神科医生E那里做心理治疗。他的主要问题是在生活中找不到令他满意的亲密关系，在治疗顺利开展以后，他开始与同教堂的一位单身女性牧师约会。他似乎没有意识到这会给牧师带来麻烦，因为与所在教区的居民发展出恋爱关系将会置她于双重角色的位置。广义上讲，对她来说这是一个边界问题。很快他就和牧师分手了，然后与一名内科医师约会。他向治疗师表达了自己的挫败感，因为有次去对方家里，他坐在长沙发上，她却坐到了对面的椅子上。有一次他想要吻她，结果在他们的嘴唇相碰的时候，她却躲开了。

听到这里，E医生默默地注意到他已经约会过两位职业女性，其中一位还是她的同行。她也注意到，患者描述的那位女性家里的座椅布置与治疗室里的布置几乎一致，她坐在椅子上而他坐在对面的长沙发上。然而，她知道D先生现在还不能将两者之间的关系串起来，因此她只是在脑海里默默地做了个解释：他在治疗外的关系中将移情关系付诸行动了。

在离开治疗室时，D先生转头问E医生想不想要一张近期音乐会的门票，他在为一个组织工作，能搞到门票。E 医生谢绝了，并解释说如果收了他的礼物，将会对他们的治疗关系产生无法预料的影响。

与这个内科医师分手后，D 先生很快找到下一位女友，也是内科医师。治疗师越来越确信，这种模式反映出患者将情欲性移情的感受转移到其他职业女性身上。只是，到目前为止患者还不能将他恋爱关系的这一部分言语化。

一周后，D 先生来做治疗时，他非常担心航班会因为天气原因被取消。他的手机没有电了，所以询问 E 医生是否可以借她的手机给航空公司打个电话。她爽快地答应了，然后患者打电话确认了航班会按计划起飞。当他回到座位上时，说"你真好，让我用你的手机"。然后他说希望在治疗结束前告诉治疗师两件事情。他提出了第一件事，这件事似乎并不那么紧迫。治疗师开始走神，她在想为什么会允许患者使用自己的手机。突然间她的注意力转回来，她听到患者在说"我的意思是，我面前有一位非常美丽的、体贴的女性，老天把她带到我的生活中。我知道我没法真正拥有她——与自己的治疗师约会是不对的——但是我就是非常非常想……"

E 医生脸"唰"地红了，心想"天啊，他这是在说我！"她整理了一下情绪，然后对患者说："我很高兴在这儿你可以觉得足够安全，以至于能够将这样的感受带到这里来。对你的治疗师发展出各种各样的感受都是非常正常的，包括爱的感受。"她点头鼓励患者，但是她能感受到自己的脸在发烫。这样的交流是在治疗结束的时候发生的，患者赶紧强调他要去赶飞机。两人不约而同地奔向门口，差点撞上。

当 D 先生下次来治疗的时候，他开始说道："上次治疗结束时我说了对你的感受，希望你不要介意。"他似乎没有注意到治疗师的脸渐渐变红，但是他确实好像担心不应该提起这样的话题。

E 医生回应道："当然不会介意了。治疗就是提供一个可以随心所欲地说出所有感受的地方。此外，通过探索你对我的感受，我们也许可以更好地理解你平时的关系。"

这次，轮到 D 先生脸红了："这似乎就是一种模式，对吗？"

治疗师说："是啊，你和内科医生约会，这些女性和我有相同的职业，而且你发现她们对你都不是很上心。也许这里发生的与你在外面发生的事情具有一致的模式。你迷恋那些不可能的职业女性。"

在这个例子中，治疗师延迟了对情欲性移情的解释，直到它如此地接近意识层面，以至于她不需解释，患者自己就承认了。当患者表达出他的感受时，E 医生感觉心慌意乱，这会显得十分尴尬。尤其患者可能注意到她的脸红——无意识地，或者并非有意识地。当患者说"我爱你"或者"我被你迷住了"的时候，许多治疗师会变得慌乱。E 医生很好地从她的慌乱中恢复过来，并且能够在后续的治疗中有效地运用情欲性移情。因为它已经被意识到了，所以治疗师无须给出解释，但她**确实**解释了他在治疗之外与职业女性的约会同他对治疗师的渴望之间的联系。

解释也可以用来处理阻抗的结构。治疗师会帮助患者意识到他们怎样使用防御，以及他们在防御什么。换句话说，他们会指出充斥在整个治疗过程中的特定恐惧和幻想，而且通常也适用于发展中的移情。

治疗中表达和支持的比重也与治疗的频率有关。当治疗的频率增加，移情会增强，因此这会成为治疗师干预的中心目标。长程心理动力学治疗很难在少于每周一次的频率下进行，因为这样会破坏治疗之间的连续性，而且在较低的频率下会很难聚焦于患者的移情问题。虽然有时候很难说服患者每周来接受一次以上的心理治疗，但值得注意的是，大样本的变化轨迹研究表明，治疗频率越高，恢复越快（Erekson et al. 2015）。

有时候不去解释移情是明智的。如果患者的移情主要是正性的而且对于治疗有帮助，一些治疗师会选择不去解释或者探索它，因为有一个基本原则是"没有坏，就不修"。一个实用的指导原则是，**当移情变成治疗过程**

中的阻抗时，就需要去解释它。负性移情也许是一个尤为明显的例子。如果一个患者治疗时迟到，并且拒绝对治疗师观察到的内容进行思考，或一直毫无进展，治疗师可能会选择用以下的解释来说明正在发生的事情："你总是迟到，而且拒绝思考。我个人的猜测是这和你觉得我像你父亲有关。你总对我说，你听不进去父亲的话"。如果这个干预是准确的，患者可能会开始思考他对治疗师的体验和对他父亲的体验是如此地相似，以至于他无法让治疗帮助自己。

传统观点常常将表达性心理治疗等同于移情工作。当代思想已经对这一观点提出挑战，主流观点是必须根据患者的个人情况决定是否强调移情工作。在过去十多年里，研究已经开始区分哪些患者更适合通过移情工作，而相反哪些患者根本不需要移情性解释（Gabbard 2006; Hoglend et al. 2006, 2011）。在一项设计良好的随机对照试验中，对拥有各种不同诉求的患者开展每周一次的心理动力学治疗（Hoglend et al. 2011），那些有高质量的客体关系而且和治疗师之间形成了紧密联盟的患者治疗进展顺利，而且在不使用移情性解释的情况下也会取得良好的治疗效果。然而，对那些非常难以建立稳定和满意的关系以及治疗联盟的患者，移情性解释工作是至关重要的。这些发现与长期以来预测心理治疗结果的传统观点背道而驰，即"强者更强"。换句话说，长期以来心理治疗工作的一个公理是，具有更好客体关系的高功能患者可以更有效地使用移情解释。这当然是有道理的，客体关系较差的患者可能很难把治疗师视为一个值得信任和乐于助人的人。当治疗师直接处理治疗关系并解释患者移情中出现的扭曲，治疗联盟可能会得到改善，这样患者就可以以一种建设性的方式与治疗师合作。当然，移情工作的时机非常重要，而且治疗师的丰富经验可能是维持这一联盟的关键。研究表明，在任何情况下，对于在积极的治疗联盟中对客体关系有良好感觉的高功能患者来说，额外移情解释（extratransference interpretation）在产生改变方面可能和移情解释一样强大，甚至更强大。

移情的多重特质

虽然我们通常用"情欲性"或"负性"这样的术语来描述移情，但为了教学目的我们把它们过于简化了。实际上，移情往往是多个层面的。各种不同主题被嵌入看起来似乎主要是情欲性的移情中。因此，当我们说一种移情被情欲化的时候，我们通常说的是这些感受的现象学或表面部分。事实上，我们经常在情欲性移情中发现攻击性元素（Gabbard 2014）。

▶ **观看视频片段 1：情欲性移情（8:31）**

对视频片段 1 的评论： 在布伦达的这一幕中，我被迫去面质情欲性移情中的攻击性元素。她要求相互坦诚地暴露关于她的性吸引力的话题，试图胁迫或强迫我说出一些关于心理治疗无效的信息。我没有屈从于她的压力，也没有公然与她对抗，而是去关注我们之间发生这个事情的过程。我强调她问我是否发现她性吸引力的问题把我置于无解的两难境地。我向她解释，无论我如何回答，这个问题都会给治疗带来困难。

布伦达对我的回答不甚满意，她还是坚持认为对于她的要求我是感到"无法抗拒"的。在这点上，我选择去观察，我和布伦达之间正在发生的事情，同她和前男友之间发生的事情的平行关系。通过这种方式，我使用有价值的移情外材料来清晰地呈现她对我的移情中发生了什么。就像对她的男朋友一样，她对我不得不说的话不予理会，又坚持掌控我的回应，这让我感到挫败和恼怒。通过去关注她想要全能地掌控那些她爱上的男人的愿望，我可以帮助她看到这种方式只会适得其反。我帮助她对别人的体验进行心智化，即他们的主体性被她忽视和抹除了。我也试图澄清，坚持让别人按她说的做，只会让男人远离她。根据这种理解，我对她做出移情解释，我们之间所发生的事情反映出她的一个愿望：让我卷入她的生活，这样我就不会像她父亲一样离开她了。我在解释中也引入了当前的额外移情关系，这样她和父亲过去的关系、目前的移情关系以及目前的额外移情关系就可以联系起来了。

有些治疗师会首先去关注额外移情的情境，因为患者发现谈论他们对治疗师的感受会非常不舒服。与治疗师之间发生的许多冲突也会出现在外部的关系中。精神分析学家和精神分析治疗师往往倾向于美化移情工作，好像去探索移情外的人际关系是毫无用处的。这种偏见可能会导致治疗师强迫患者在他们还没准备好的时候去关注移情问题。有些患者会觉得太丢脸或者尴尬以至于无法直接在治疗师面前谈论"此时此地"的感受。此外，治疗师应该时刻牢记，移情本身不是目的，而是一种手段。我们利用移情帮助患者理解治疗**以外**那些有意义的人际关系。

对额外移情的解释能够帮助患者更深刻地理解他们与爱人、孩子、父母或重要他人之间的关系。一个年轻人，对老板对待他的方式积怨已久，他对这段关系的描述与他对父亲关系的描述惊人地相似。然而，他还没有将两者之间的相似性联系起来，因此治疗师向他指明："每次你谈论到你有多么讨厌老板对你的控制，总会让我想起你在谈论和爸爸的关系时的情景。"

移情在心理治疗的过程中是会发生变化的。然而，在经典精神分析的思想里，更多的关注点在**移情性神经症**（transference neurosis）中，如今这些概念模型已经发生了很大的变化。移情性神经症的概念假设患者所有的冲突、防御和来自童年的关系模式会集中在一个主要的移情范式中。事实上，在长期的心理治疗过程中大多数患者都会出现一些移情。在这个漫长的过程中，患者可能会将治疗师体验成父亲、母亲、兄弟姐妹，或者——如果是老年患者——甚至可能会将治疗师当成孩子。此外，随着上述的移情，情感的性质会时有变化。爱的感觉可能会与恨、嫉妒、冷漠或者愤怒交替出现。患者还可能会经历各种不同形式的正性或负性移情。

非解释性干预

在动力性心理治疗中，治疗师所做的许多干预都是非解释性的。参见图4-1中描述的连续谱，在解释之后下一个最具表达性的干预就是观察。

观察（observation）不是解释，观察的内容也不包括试图去说明或者做联结。治疗师只需要注意患者在治疗中的某个行为、某个评论的顺序、某种瞬间出现的情感或某种模式。观察不触及动机或不做说明，而是希望患者去反思治疗师所观察到的现象背后的意义。例如，治疗师可能会说"当我问到你姐姐的事情时，你哭了"，或者"我注意到，当你离开的时候会回避和我眼神交流"，或者"我不知道你是否注意到，每当我提到父亲对你的遗弃时，你总是转移话题"。

面质（confrontation）通常试图将患者的注意力拉回到那些曾被回避的事情上。而观察通常关注的是患者意识觉察之外的事情。不同于观察，面质通常指出患者**有意**回避的内容。因为面质可能具有攻击性，一些新手治疗师不愿意使用该技术，认为可能会导致脱落。一个关于面质很好的例子是谈论账单："我注意到你已经有三个月没有付费了，对此你计划做些什么呢？"然而，面质也包括共情、温和地将患者的注意力转向被回避的主题上。一位患者最近失去了母亲，她在母亲节后的第二天去做治疗，看起来情绪特别低落。治疗师温柔地说"我注意到你还没有告诉我，母亲去世后的第一个母亲节你是什么感受"，然后患者泣不成声，并且仔细地讲述了那段令人痛不欲生的经历。面质可能包括设立界限，尤其是对于冲动控制有困难的患者。例如，治疗师可以这样说："如果你想继续治疗，那么就需要小点声，因为在你喊叫时我无法思考。"

　　澄清（clarification）是连续谱上的下一种干预方式。这种干预可以使那些原本模糊、混乱、不连贯的问题变得清晰起来。它也可以是一种帮助患者认识到某种模式或者检验治疗师对患者的理解是否正确的方式。治疗师可能会这样说"如果我理解没有错的话，每次当你和男生相处的时候，都会有一种被利用的感觉，而且你会想要在这段关系变得更糟之前结束它。我说得对吗？"通过对患者所叙述内容的重新整理，澄清也可以作为一种对患者所提供信息进行要点总结的方式（Gabbard 2014）。例如，治疗师可能会这样澄清患者叙述的内容："所以，我听到的信息是，当你去参加聚会的时候，每次你想和某位女士搭讪，你都会感觉自己不受欢迎，她们对其他男性更感兴趣。"另一种澄清的方式是对一些过去的细节和最近发生事件的叙述进行核对："抱歉打断一下，我需要澄清一些事情：你的父母总是在晚餐时喝很多？还是偶尔喝很多？"

　　在连续谱的支持性一端，包括**鼓励表达**（encouragement to elaboratie）和**共情性确认**（empathic validation）等干预方法。两者均可以被用作一种收集信息和促进稳固治疗联盟的一种方式。鼓励表达可以包括简单的评论，比如"关于这个你可以多告诉我一些吗？"它也可以在患者保持沉默的时候使用："我注意到你说了一半就停下来了，我很好奇是什么让你停下来的，可以具体说说吗？"共情性确认从某个角度来说就是治疗师试图让自己沉浸在患者的内部状态中。治疗师努力从患者的视角去看他们的内心世界，这会让患者感到被理解和被认可。例如，治疗师可能会这样评论"我理解了当母亲对你如此出色的成绩单视而不见的时候，你为什么会感到如此糟糕。"在治疗的早期，共情性确认尤为重要，因为它有助于让患者感到被理解并为建立稳固的治疗联盟奠定基础。

　　共情性确认的另外一种形式是告诉患者，"当别人这样对待你的时候，你完全有权利感到受到了伤害。"对于那些有过童年创伤，但对于创伤没有感觉的患者而言，这些肯定性干预（affirmative intervention）会非常有用。Killingmo（1995）把肯定性干预定义为"一种消除对现实体验的质疑的交流，从而重建认同感"（p. 503）。

一位被继父强暴的 29 岁女性患者，曾多次跟母亲讲述所发生的事情，但母亲坚持认为她在撒谎。因此，当她对这种乱伦状态感到绝望时，她觉得不能再去找母亲了，因为她的感受会被否定。反复强调患者的感受是有意义的，并且她所经历的痛苦也是完全可以理解的，这在治疗中对治疗师来说非常有价值。

尽管自从科胡特（1971）强调共情是技术的基石后，共情性确认经常与自体心理学联系在一起，但动力学心理治疗的所有治疗模式都要求一定程度的共情性确认来让患者感到被理解和帮助。

治疗师从他们惨痛的经验中学习到，不能过快对移情性内容进行解释和面质。许多患者需要其他的干预来为移情工作做准备。特别对于那些边缘型人格障碍的患者或那些与各种类型的自我缺陷做斗争的患者而言，移情性解释是一种高风险、高获益的干预（Gabbard et al. 1994）。如果时机成熟，患者可以使用移情性解释来理解发生在治疗中的模式与他在其他人际关系模式中的相似性。然而，如果起初没有通过一系列让患者感到被理解的共情性确认的表达来建立一种充分抱持的环境，那么移情性解释也有可能被视为一种攻击。当这种移情性解释突然出现而患者还没有准备好时，他可能会感觉到被治疗师批评或迫害。监测治疗联盟如何随着移情工作而波动，是检验移情性解释效用的一种可靠方法（Horwitz et al. 1996）。针对反思引入新的材料或与治疗师合作的患者，会促进治疗联盟的发展。停滞不前或总是大发脾气的患者则会导致治疗联盟的恶化。

在连续谱的支持性末端，我们可以看到**心理教育干预**（psychoeducational interventions）和给予**赞美与建议**（praise and advice）。这些干预在支持性心理治疗中更为常见，但是在表达性心理治疗中一些患者有时也需要这些干预。心理教育干预包括向患者传授一些由治疗师通过专业训练所得的信息。例如，一位临床医生可以向患者解释抑郁症是一种容易复发的疾病。赞美的目的是对那些有建设性的、积极的行为或态度进行强化。建议包括对患者或治疗师关注的事情提出自己的意见。

预测移情发展的一种方法是仔细倾听患者对前任治疗师的感受。甚至对那些非治疗师的权威人士的看法也可以为将要发生的事情提供重要线索。谈论自己在牙科诊所里有多痛苦、如何被牙医无情对待的患者，可能最终也会以类似的观点来看待治疗师。然而，移情也会根据专业人士真实的性格特点而产生变化，因此马上跳出来做出以下的评论可能为时过早或不妥："我想知道你是不是觉得在这里我也给你带来了痛苦，也同样对你的痛苦无动于衷。"在建立那些联系之前，治疗师应该留出一些时间来建立移情关系，通过倾听患者对其他人际关系的描述以及观察治疗关系中最直接的资料，来丰富那些证据。新手治疗师常常会过于热心地根据他们的愿望急切而草率地去干预移情。

新手治疗师必须要记住，心理动力学心理治疗是沿着表达性－支持性连续谱进行工作的。在许多精神分析和心理动力学的文献中，解释可能被过度强调，而非解释性干预的功能则被弱化了。在治疗过程中，许多患者可能需要长期的支持性干预。自恋受损的患者可能只有在听到共情性确认的言语时才能感受到被理解，而那些试图由外向内对他们内心世界提出看法的努力会被这类患者认为是一种伤害和麻木。过早地对患者进行面质或解释性干预可能会导致自体的破裂。而身处生活危机中的患者可能也需要大量的支持。

无论是新手还是有经验的心理动力学治疗师和分析师，一个常见的误区是，他们都会高估患者使用解释带来的内省能力。在门宁格

（Menninger）基金会心理治疗研究项目中，Wallerstein（1986）对 42 名患者进行了 30 年的长期追踪。在他的数据分析中，最吸引人的发现是许多患者由于治疗师在治疗过程中改变治疗方式而受益匪浅。换句话说，治疗师通常预期用高度解释性或者表达性的方法开始治疗，却发现患者自我功能的缺陷比之前以为的更严重。结果，治疗师换了在连续谱系上更靠近支持性一端的方法，这种灵活性通常会带来意想不到的效果。事实上，在一项对 70 名在大学社区门诊接受动力性心理治疗的患者的研究中，Owen 和 Hilsenroth（2014）发现，在一定的治疗范围内灵活使用治疗技术的治疗师比固守某种技术的治疗师有更好的效果。

有些患者非常脆弱，与他们工作时，一定要允许移情在不被解释的情况下发展出来。同样，也要允许他们使用适应性的以及用来维持自尊的特定防御，而不去探究其深层的原因。

F 先生是一名患有严重自恋型人格障碍的患者，他觉得自己的感情经常被周围那些对他的需求不敏感的人伤害。大部分治疗时间他都在抱怨家人、同事，甚至是生意上遇到的陌生人。F 先生会斥责他们只关注自己，而忽视他的成就、才华和魅力。相比之下，他理想化了心理治疗师 G 医生。G 医生是一个教学诊所的第四年住院医师，是 F 先生的第四个治疗师。她学会了在不去解释的情况下容忍患者的理想化。在一次典型的治疗中，F 先生说了以下的话。

F 先生：很高兴他们把我分配到你所在的诊所，你知道我以前有过三位治疗师。他们都非常以自我为中心，就像把我当作试验品。他们会说一些有关我的事情，但真的不适合我——我想那是他们的督导师让他们这么做的。你一直都努力地与我保持完美的配合，并且没有过多地加入你自己的东西。我感觉只要我来见你，我就可以容忍别人的无礼粗鲁。我觉得我可以对你畅所欲言，而你会立刻明白我在说什么。你让我想起了收音机里电话访谈节目的咨询师，她叫什么名字？

G 医生：唔，我不确定我知道这个人。

F 先生：没关系，名字并不重要。关键是当人们打电话进去说他们的问题时，她似乎总是知道该如何应对。你和她一样。仿佛你可以读懂我的心思，并且在我开口之前就知道我要说什么。你总是非常敏锐地对我的需求做出回应，我认为你从来都没有给过我不好的建议。

G 医生：能帮到你让我也很高兴。如果我有什么失误的话，也请告诉我，因为我也想知道。

在这个简短的片段中，很明显地看到 F 先生对他的治疗师有一种理想化的移情。G 医生在督导师的帮助下，看到 F 先生将理想化作为一种重要的发展需要，让他感觉到自己处在一个理想化客体的庇护之下。在他看来，在那样的位置稳定了他的自尊，并赋予了他一个特殊的身份。即使这种理想化有防御的成分，G 医生仍选择去支持这种理想化，因为它是适应性的，能让他在治疗之外保持正常的社会功能和良好的应对状态。然而，她还是会小心翼翼地提醒 F 先生，有时候她可能不会那么精准地说出他所期待的话，因此她时刻准备着，当她没有那么完美地与他心领神会的时候，他会冒出潜在的幻灭感。

性别组合与移情

在动力学心理治疗中可能会有四种性别组合：男治疗师 – 女患者、女治疗师 – 男患者、男治疗师 – 男患者、女治疗师 – 女患者。尽管人们一度认为治疗师的性别几乎没有什么区别——因为不管是什么性别组合，关系范式随着时间的推移都会慢慢浮现出来——但最近被广泛认可的观点是，在治疗的展开中，性别确实能带来相当大的差别。移情是以印刻在生命早期神经网络中的内在客体关系为基础的（Westen and Gabbard 2002）。它们包括自体、客体，以及将两者连接的情感。治疗师的真实特征会激活一些表征的某个神经网络。分析师的特征——如性别、年龄、外貌、举止、说话方式、衣着、发色——都会激活患者神经网络中意识与无意识的连接。因为性别可能是激活一个特定客体表征的神经网络的重要触发因素之一，所以女性和男性患者的移情发展会有很大的不同（Westen and Gabbard 2002）。

如果患者在童年期与其母亲的关系是充满矛盾的，那么女性治疗师可能会立刻激发患者的负性移情。在这种情况下，患者最好找一位男性治疗师，因为男性治疗师的特征不太可能激活与母亲表征的神经网络相关联的情感混乱。许多患者明确要求找一个男性或女性治疗师，因为他们凭直觉感到和那个特定性别的人相处得更好。不管是哪种性别组合，最终都会产生一些移情，但并非所有印刻在神经网络中的客体关系都必然会被每位治疗师触发。这些问题在安排治疗师时都必须考虑到。

治疗师应该谨记：随着动力性治疗过程的深入，性别甚至性取向在治疗关系中会变得非常不稳定。女性患者可能会将女性治疗师体验为她的父亲，并可能做出相应的反应，好像治疗师**就是**她的父亲。一位异性恋男性患者可能会对男性治疗师产生性的感觉。这种性别感的移位在反移情中亦是如此。比如说，自认为是异性恋的女性治疗师可能会发现自己被一位女患者吸引。

由于性别的刻板印象根植于整个文化中，因此也可能在治疗中被激活。一位男性患者在女性治疗师那里可能会感到"低人一等"，并且可能因为这种权力差异而感到深深的痛苦。他有可能会变得有诱惑力并且将治疗师看作一个性客体，以扭转这种权力的不平衡以及重建在男女关系中男性作为主导的文化刻板模式。对于女性治疗师来说，由于在面对男性攻击时自身的脆弱性（Hobday et al. 2008），处理情欲性移情会更加困难。面对一个对她有着性唤起的不稳定的男性患者，女性治疗师可能会感到房间里很不安全。下面的例子正好说明了在这种性别组合中存在的潜在问题：

H 先生是一名 44 岁受过大学教育的男性，被转诊到一位女精神科住院医师 I 医生那里。在此之前他已经在其他女性住院医师那里接受过一年时间的认知行为治疗（CBT）。

H 先生在治疗期间"记录所思"的习惯。当他与 I 医生开始治疗时，他们讨论了如何将这些大量的记录结合到治疗中。最终他们达成了一致：I 医生可以在两次治疗中看一下那些记录并在下一次咨询时给出评价。最后，在讨论了 CBT 与心理动力学治疗的区别后，H 先生明确地希望专注于心理动力学的治疗，因为他已经对 CBT 感到失望。

H 先生在与 I 医生的第一次会谈中并有没有表现出任何轻浮举止或诱惑性。然而在 H 先生第二次治疗时带来的记录中，他这样写："I 医生在治疗中做得很好，我需要告诉她当我没有和她目光接触时通常是因为我在思考。我在考虑她说的话和我的想法；有两三次我感觉她可能以为我在看她的胸部，而实际上我在看她的名牌（有 2 个），并为了给她一个合理的回应而努力在思考，但是她可能认为我是一个变态的人。"

I 医生用了许多次治疗来建立良好的关系，以让 H 先生可以轻松度过转变期。他会定期地肯定这种治疗方法，说她"做得对"，I 医生觉得这对她有帮助，因为这是她的第一个长程心理治疗患者。

在他们共同工作了几个月并确立了咨询目标后，H 先生对 I 医生的移情发生了一个惊人的转变。他开始贬低并打断她，说话的音量也提高了起来。他会说"我并不是有意伤害你的感情，但是我比你聪明"。他也会指责 I 医生利用他来满足住院医师实习期的要求。事实上，他确实非常聪明，读过很多书，而且看起来有能力进行改变。在这期间，他对 I 医生也变得越来越轻蔑，开始在每次治疗时评论 I 医生的高跟鞋。她没有理会他的评论，因为事实上他只穿人字拖，但是她没有感觉到这反映的是一个正在发展的情欲性移情。她并没有感觉到被眼神挑逗或不自在。然而，当他继续在每次治疗中通过评论她的鞋子去表达他的优越感时，她开始意识到好像有其他事情正在发生。

几个星期后，H 先生带着四页纸的记录来了。他还是一如既往的反叛和针锋相对。当 I 医生翻阅这些记录的时候，她注意到他写到自己是一个"糟糕的人"，因为他正在思考这些事情。在最后一页的中间潦草地涂写着"现在就死"。她问他是什么意思。他对此轻描淡写，只是说在匿名戒酒会中他感到非常挫败，特别是和他的匿名戒酒会保证人在一起的时候。当她特意去问他为什么要写"现在就死"时，他一脸天真地回应道："哦......我写了吗？" I 医生对他的自杀倾向和暴力风险进行评估，并没有发现有明显的依据，然后他们继续进行治疗。

H 先生提到自己是一个糟糕的人，因为他喜欢盯着女人看，而那样做其实是不应该的。I 医生试图将他的这些行为以及偷瞄漂亮女性的渴望正常化，来重构这种对于自我的"认知扭曲"。他们讨论了他是否认为自己有良好的边界感，以及他是否对偷瞄的女性做过些什么。他说自己从来没有不礼貌地触碰任何女性。在罗列了一个关于他的积极方面的清单后，两人愉快地结束了讨论。当 H 先生离开诊所时，I 医生站在一个填写费用账单的工作人员旁边，H 先生评论她"还是穿着高跟鞋"。这是 I 医生第一次感觉到被色眯眯地盯着。当她回到办公室，读完了他写给她的那些话时，她惊呆了，话的内容如下："好吧，我需要去面对这些。我需要向 I 医生道歉，问题是我不知道要道歉什么，我好蠢。我不知道自己哪里做错了，我不记得盯着她看过，我没有去注视她的胸部、臀部或是大腿，一方面我搞不懂她为什么总是穿高跟鞋，它们既不舒服又笨拙。好吧，它们会凸显她的腿长，但是 I 医生并不需要这样做，她已经有一双非常修长的腿了。她拥有大多数女人嫉妒地想要杀死她的身材。我不能再说了，我必须将她视为医生。我是患者，也许这就是我做错的地方，或许我将她视为了性对象。也许我想温柔地将我的手放在她的腿上，也许我应该停下来，也许我应该牢记她是专业人士。也许我知道了应该如何向她道歉。我甚至无法让自己不沉溺于性的欲望中。我为什么不能把 I 医生看作专业人士呢？为什么我的眼睛从她身上挪不开呢？因为她的身材实在太棒了。

"我是不是将 I 医生和我之前的治疗师作比较了？是的，是这样的。我不能再比较了，她们是有着不同背景的医生。男人嘛，'食色，性也'。不知这样说 I 医生是不是让你觉得好一些，你的胸比我的前任治疗师棒多了。"

I 医生去见她的督导师，并告诉他那些明显带有性色彩的信息让她感觉很不舒服。幸运的是，她并没有感到害怕或是受到威胁。她和督导讨论怎样将这些材料带入治疗中。她是否应该明确地把这些信息告诉患者？她讨论了两种处理方式的利弊，也困扰于下次治疗时是否要穿高跟鞋，她还开始考虑穿裤子的松紧度，裙子的长度以及衣领深浅。她不想让 H 先生写的内容改变她的穿着，但是她觉得任何一个选择无论如何都会传递出某些信息。

下一次治疗时她很焦虑，她出去迎接 H 先生的时候能够听到自己的心在狂跳。像往常一样，她在治疗开始时询问他最近的情况。在他提到这周发生的一些事情后，她问他，他认为进入这次的特殊治疗会发生什么。他说他设想着到办公室时，前台的工作人员向他打招呼，并告诉他不能够再接受治疗并要求他付清账单。他之前使用的 CBT 的技术提醒他将这件事灾难化了。

I 医生拿起那些纸对他说："这是你认为今天事情可能不妙的原因吗？"他点了点头说道："我上周很失控，我知道我必须为我的粗鲁和不尊重向你道歉。"

I 医生更加直率地说："让我们一起来看下你写的内容吧"。她递给他，没有具体去提或者逐字逐句地读，因为她担心那些文字具有挑逗性。他回应道："这是我写的？"事实上，他显得很震惊和惊讶。他然后说："哦，对不起。"她问他是否想过她可能会读这些，并可能在今天提议和他建立在治疗室之外的关系。他看起很震惊，笑着说："你永远不会那样做的——你已经结婚了。"她回答说，虽然她确实结婚了，但是她想知道他怎样看治疗师和患者之间浪漫关系的伦理问题。他只回了句："我不知道。"她解释说，作为一名治疗师，不管她是什么样的婚姻状态，与患者建立浪漫关系都是违背伦理的。他看起来若有所思，并表示自己没有意识到这点。然后他说："但是无论如何你都不会和我这样的人在一起的。"

I 医生看着 H 先生并告诉他："最重要的是，你可以在这里畅所欲言，然后我们可以一起讨论，而不是直接付诸行动。"他道歉，但是她没有说"没关系"，就好像对着普通人而不是患者。她在治疗结束的时候告诉他这种关系不需要道歉。在那次会谈后他没有对她的鞋子做出评价。

下一周他没有出现，也没有打电话——这是第一次。又过了一周他来了，表现得就像上周什么都没有发生。在回治疗室的路上，他评论 I 医生的粉红色衬衫以及她穿着粉红色衬衫是多么漂亮。I 医生感觉她似乎身处地狱，一切又回到了原点。

此后不久，H 先生开始不遵从医嘱服药，并发展到在 I 医生的语音信箱里留下攻击性和威胁性的信息。他控诉她导致自己被办公室的职员嘲笑。他留下一条信息，抱怨他是多么难受，他希望她"对我做了这样的事"还能"高兴"得起来。

I 医生把这个担心告诉督导。她说尽管自己之前从未感觉到 H 先生的威胁，但现在有了。她的督导师强调，觉察自己内心不舒服的感受非常重要，因为当治疗师感到被威胁时根本就没有办法完成工作。她和督导师研究出一个能够让她感到安全的计划，当 H 先生再来的时候，她会在等候室里安排一个保安。她会开着门，并向患者指出这点，因为她对语音信箱里的威胁评论表示担心。他感到难以置信，并且以一种愤愤不平而且很惊讶的感觉回应着。他说："我从来都没有打算有意地恐吓你，而且我从来没有伤害过任何人。"他没有直接说出他的感情受到伤害，也没有惊讶她会这样想他，而是以一种更微妙的方式传递了信息。

H 先生后来又来了两次，然后就不再来了，没有接过电话，也没有再回复任何消息。

这个临床案例反映出一些特定形式的移情是很难通过解释来检验的。正如 Celenza（2006）所说，在传统文化的性别刻板印象中，坚硬、指向外部的攻击通常和男性连接在一起，而被动、温柔、指向内部都会被视为女性特质。男性的身体通常比女性的强壮，因此当治疗师为不同性别时会造成截然不同的情欲性移情。我们需要确定在一个"似乎"有潜在危险的空间和患者探索这类移情是否安全，或者是否需要对治疗可以接受的范围设立明确的界限。这个案例也说明在进行任何治疗之前，治疗师的安全必须是第一位的。同样地，当男性患者明确地向女治疗师表达性愿望和性幻想时，在什么情况下，这些表达会变成言语上的侮辱和违背界限？当女性治疗师被转化为性对象时，什么时候她开始感到被贬低和失去功能的？

H 先生和 I 医生的案例还反映出，情欲性移情常常有一种潜在的攻击性。患者对治疗师身体部位的评论反映了，他将治疗师视为部分客体在贬低，而不是将其看作一个在治疗情景下他必须要与之建立关系的复杂人类。

I 医生必须把安全放在第一位，这样她才可能采取正确的措施使治疗进行下去。老话说：治疗师的椅子一定要比患者的椅子更舒服。因此 I 医生需要在诊室里安排一个保安，并把门留一条缝。通常，当一个女性治疗师认为她的男性患者令她感到害怕时，他会有强烈的愿望想通过完美的行为表现证明治疗师是错的。H 先生不能忍受移情的强度，而且没有回来，这反映出一个事实：即，某些形式的情欲性移情是无法通过心理治疗来处理的——至少在它发生的时候不能。

总结

目前我们对于中立、匿名和节制这些原则的价值还是有所保留的，大多数当代的心理动力学治疗师在实施节制的时候也认识到完全将自己的主观性排除在治疗过程之外是不可能的。尽管在治疗师和患者之间制造一种很自然的谈话的感觉很重要，但是新手治疗师可能会发现有一个干预的概念模式还是很有用的，这可以指导他们什么时候该说些什么。

在表达性 – 支持性连续谱中，最具表达性的干预是解释、观察和面质。位于连续谱中间的共情性确认和鼓励表达对治疗联盟的促进很有帮助。最具支持性的干预包括建议和赞美；对于促进表达性工作而言，这些内容有时候是非常有必要的。治疗中表达性的程度同样也取决于治疗师的干预对移情的关注程度。然而，由于一些患者很难在移情中工作，所以额外移情解释也可能是表达性治疗中极其有用的组成部分。

考虑哪个性别的治疗师更适合时，治疗师和患者的性别组合也是需要考虑的重要因素。而且，由于女性治疗师更容易受到男性的攻击，男性患者的情欲性或性欲性移情可能会带来更大的问题。

（张艳　译）

参考文献

Celenza A: The threat of male-to-female erotic transference. J Am Psychoanal Assoc

54:1207–1231, 2006

Erekson DM, Lambert MJ, Eggett DL: The relationship between session frequency and psychotherapy outcome in a naturalistic setting. J Consult Clin Psychol 83:1097–1107, 2015

Gabbard GO: When is transference work useful in psychodynamic psychotherapy? Am J Psychiatry 163:10–12, 2006

Gabbard GO: Psychodynamic Psychiatry in Clinical Practice, 5th Edition. Arlington, VA, American Psychiatric Publishing, 2014

Gabbard GO, Wilkinson S: Management of Countertransference With Borderline Patients. Washington, DC, American Psychiatric Press, 1994

Gabbard GO, Horwitz L, Allen JG, et al: Transference interpretation in the psychotherapy of borderline patients: a high-risk, high-gain phenomenon. Harv Rev Psychiatry 2:59–69, 1994

Hobday G, Mellman L, Gabbard GO: Clinical case conference: complex sexualized transference when the patient is male and the therapist female. Am J Psychiatry 165:1525–1530, 2008

Hoglend P, Amlo S, Marble A, et al: Analysis of the patient-therapist relationship in dynamic psychotherapy: an experimental study of transference interpretations. Am J Psychiatry 163:1739–1746, 2006

Hoglend P, Hersoug AG, Vogwald KP, et al: Effects of transference work in the context of therapeutic alliance and quality of object relations. J Consult Clin Psychol 79:697–706, 2011

Horwitz L, Gabbard GO, Allen JG, et al: Borderline Personality Disorder: Tailoring the Psychotherapy to the Patient. Washington, DC, American Psychiatric Press, 1996

Killingmo B: Affirmation in psychoanalysis. Int J Psychoanal 76:503–518, 1995 Kohut H: The Analysis of the Self. New York, International Universities Press, 1971

Lohser B, Newton PM: Unorthodox Freud: The View From the Couch. New York, Guilford, 1996

Owen J, Hilsenroth MJ: Treatment adherence: the importance of therapist flexibility in relation to therapy outcomes. J Couns Psychol 61:280–288, 2014

Parsons M: An independent theory of clinical technique, in Independent Psychoanalysis Today. Edited by Williams P, Keene J, Dermen S. London, Karnac, 2012, pp 335–359

Wallerstein RW: Forty-Two Lives in Treatment. New York, Guilford, 1986

Westen D, Gabbard GO: Developments in cognitive neuroscience, II: implications for theories of transference. J Am Psychoanal Assoc 50:99–134, 2002

第 5 章

目标和治疗作用

治疗师如果不了解心理动力学心理治疗的工作原理，就无法制定有效的干预措施并了解患者的治疗进展。然而，搞清楚治疗的作用机制是一项艰巨的挑战。我们从哪里开始？我们可以用最终的数据来表明患者在一系列症状和整体功能上得到了改善，但问题是我们如何了解这些改变是怎么发生的呢？

向治疗师提出这些问题的想法本身也有问题。作为治疗师，我们常常高估自己的理论，并从我们最喜欢的理论视角来看待治疗结果。我们愿意相信是我们精妙的解释给予了患者深刻的洞见。然而，一项追踪研究发现，患者通常不太重视解释性的干预，甚至不记得那些个体化的解释（Mitchell 1997）。这些发现使治疗师感到有些羞愧。当治疗师在咨询中遇到之前的患者，经常会发现他们对治疗最美好的记忆可能是随机事件，比如当治疗师讲笑话的时候。

然而，从患者那里寻求这个问题的答案，可能也有同样的问题。与治疗师相比，患者对于起作用的因素可能无法提供更可靠的评估。许多改变可能都是在无意识中发生的，所以对于重要时刻的意识记忆可能只是冰山一角。

研究人员还有一项更艰巨的任务，那就是试图从 50~100 次治疗中找出有哪些具体的干预措施或情感互动在改变的过程中是至关重要的。研究者的另一个劣势是在治疗的二元主体关系**之外**进行观察。有意义的连接和深刻的情感共鸣是不可能出现在录音带上的。

尽管搞清楚心理动力学心理治疗的工作原理会遇到其固有的复杂性，但通过心理治疗和神经科学的实证研究，以及对心理治疗过程的仔细研究，我们对这些机制有了越来越多的了解。多年来，通过解释来表达洞见被视为治疗师的主要工作方式。现在，大多数临床医生和研究者认为，通过解释所获得的洞见在过去被理想化了，改变也可以通过体验心理治疗中一种新型关系而发生。

近年来，这种关于洞见与关系的两极分化式的观点已经让位于一种共识，即两种变化机制在大多数案例中协同作用（Cooper 1989; Gabbard 2014; Jacobs 1990; Pine 1998; Pulver 1992）。该领域不再对关系性和解释性的治疗作用进行严格划分。对关系本身的矫正性洞察可能会促进进一步的改善，而解释性评论的内容有时可能不如在解释过程中所传递的关系的意义那么重要（Pulver 1992; Stern et al. 1998）。现在这一领域普遍认为，在动力学治疗中寻找单一的起效模式不再有用，因为根据患者和治疗师双方的不同特点，改变的机制是独特的（Pine 1998）。

目标

试图确定治疗作用的特定机制会把我们带入泥潭，因为治疗作用的定义需要与心理动力学治疗目标的概念化保持一致。目标之于治疗作用，就好比旅行目的地之于带我们前往的交通工具。对于一些目的地，一辆汽车就足够了，而对于另一些目的地，可能需要一架飞机或一艘船。在这里，我们就遇到了一个问题：心理治疗的旅程有多种多样的目的地，这取决于患者以及治疗师的理论视角（Gabbard 2001）。

目标是根据心理治疗师关于治疗如何起作用的理论取向而形成的。有些理论更倾向于使用医学模式来消除症状，而另一些理论则与意义赋予和自体体验增强有关。尽管将精神分析治疗领域内的所有治疗目标罗列出来也许需要写一本书，但通过提供多样性的样本来说明治疗目标通常如何构建或许是有帮助的。

心理动力学心理治疗的目标

- **解决冲突** 自我心理学家认为冲突和症状是由妥协造成的。动力学治疗的目的是探索无意识冲突的本质并解决它们所产生的症状。例如，一名年轻人有书写障碍，因为他担心他的成功会将自己和父亲置于危险的竞争关系中。当这种矛盾被探索和理解之后，年轻人也许就能写作了，因为对其根源的理解减轻了他的焦虑。在这种形式中，冲突并没有完全消除，而是形成了更有效的、更具适应性的妥协形式（Brenner 1976）。

- **寻求真相** 一些动力学治疗师把治疗过程的目标看作自我认知。在"认识你自己"这个古老训诫的指引下，治疗师引导他们的患者坚定地审视自己，认识到自己是谁，而不是自己想成为什么样的人。这里采用的可能是温尼科特（1962/1976）在区分**真自体**和**假自体**之间所做的认同形式。治疗结果应该带来"表里如一"和真实的感受（Gabbard 1996）。

- **提高寻找适当自体客体的能力** 从自体心理学的视角出发，科胡特（1984）认为，我们永远不会因为成熟而不再需要其他人为我们执行某些特定的功能，包括镜映、肯定、确认和理想化。正如在第 1 章

"核心概念"中所提及的，科胡特将这些称为**自体客体功能**（selfobject function），并且坚持它们的必要性如同氧气之于人。精神分析治疗的目标是帮助患者从不成熟或不适应地使用自体客体功能的状态，转变为以更成熟和适当的方式使用自体客体功能的状态。

- **获得对内部客体关系的理解从而改善人际关系**　客体关系或关系取向的治疗师认为，治疗的主要目标是了解一个人的内在自体和他人表征如何塑造他与外部世界的他人的互动。这个目标的一部分是帮助患者重新整合他们反复投射到别人身上有关自己的某些方面。例如，一名女性患者对她的女性治疗师的反应就好像治疗师会嫉妒她所有的成功一样，这可能让她了解到，她的幻想来源于对母亲的内在表征，她的母亲对她在学业上努力取得的成功似乎总是缺乏热情。渐渐地，患者意识到她对治疗师的嫉妒是她对内在母亲表征的投射。一个重新整合或"重新拥有"的过程发生了，患者认识到什么是属于她的、什么是属于别人的（Steiner 1989）。其结局是关系的改善。看待这种转变的一种方式是，患者更有能力生活在现实世界而不是幻想中。

- **治疗性对话中产生的意义**　心理治疗的探索产生了新的意义。如今，动力学治疗师不太可能只去寻找意义，即对事件或经历的正确解释。取而代之的是，寻找治疗工作双方在心理治疗的过程中共同构建的意义（Mitchell 1997）。在**发现**已经长时间存在的无意识意义，和通过医患共同参与的治疗性对话所**创造**的意义之间，存在着辩证的张力。这个目标是使无意识成为有意识的一种变化，最终让个体对曾经难以捉摸的、意识之外的意义产生更深的理解。

- **促进心智化**　对于那些由于早期创伤或忽视性体验导致心智化能力受损的患者，改善他们的反思功能可能是一个主要目标。在治疗结束时，患者应该有能力区分一个人的内在表征和外在现实。此外，患者应该能够感知他人的内心世界，并认识到它不同于自己的。意识到两个独立心灵的这种相互作用也被称为主体间性的实现（Benjamin 1990）。心智化能力的提高使患者认识到他们的行为如何通过内在感受、信仰、冲突和动机产生，而不是随意发生。

- **提供一种对经历的思考方式**　近年来，精神分析思想的发展方向是更加关注人的思考方式，而不是思考内容（Greenberg 2012）。换句话说，治疗作用取决于促进患者使用先前无法使用的思考方式。许多患者前来就诊，因为他们不能象征化自己的精神内容。相反，行为模式困扰着他们。治疗师可能会帮助他们开始反思他们的生活经验，以一种新的、能够提供控制感的方式在他们的思维中"活现"起来。经典的弗洛伊德模式，即恢复被压抑的记忆和发现隐藏的真相，在很大程度上已经被一种新的思维方式所取代（Ogden 2010）。

这项对精神分析治疗各种目标的简要调查反映了对治疗中所发生事情的有意识的理论概念化。我们还必须考虑到，治疗师永远无法摆脱他们自己的无意识过程。我们进入这一领域，部分是出于帮助他人的、有意识的、利他的愿望。然而，就像我们的患者一样，意识之外的因素影响着我们的决定。我们可能无意识地试图修复自己的内在客体或与父母的关系；我们可能在寻求一种与患者之间的独特关系，这种关系为我们提供了那些我们在童年时错失的东西；我们可能会试图让患者爱我们，或者把我们理想化，以弥补我们父母的失败；还有，我们可能试图将患者置于我们的全能控制之下，而这不一定是出于对患者最佳利益的考虑（Gabbard 1995）。那些选择在职业生涯中重点进行动力学治疗的人可能希望寻求自己的个体治疗，以阐明其中一些不明晰的动机，并对他们所扮演的医生角色有更大的把握。在任何心理治疗过程中，我们都不可能完全确定自己在做什么，而且没有什么可以代替持续的自我审视和自我分析。动力学治疗师可能有一种无意识的幻想，想要建立一种特殊的二元关系，让治疗师在工作日结束时感觉良好。例如，一些治疗师可能在头脑中有一种特定形式的客体关系模式，如一个无私奉献的助人者和一个承认得到过帮助并深表感激的患者（Gabbard 2000）。

患者的目标与治疗师的目标

接受治疗之前，患者就有他们自己的一套对病因和发病机制的理解。他们心中可能有特定的目标，而从治疗师的角度来看，这些目标完全不现实。一名男同性恋者前来接受治疗，他抱怨说，他曾与背叛他、虐待他的伴侣有过许多段痛苦的浪漫关系。当治疗师问他的治疗目标时，他说他厌倦了被虐待。治疗师回应说，他们两个人在很大程度上无法影响他的伴侣如何对待他，但一个合理的目标是探索他为什么总会和那些最终让他受伤的伴侣走到一起。

患者的目标可能与治疗师的目标相冲突，因为两个人对治疗过程的理解不同。许多患者接受心理治疗时，都希望通过治疗师的积极干预来"修复"自己。治疗师必须打消他们的这种念头，并帮助他们认识到，治疗目标必须是共同确定和共同追求的。此外，治疗师可能更倾向于考虑心理内在的目标，如"强化自我"和"修正超我"，而患者则更倾向于考虑生活变化方面的目标。在制定各项目标时必须达成妥协。如果一个患者说她的目标是一段令人满意的恋爱关系，并最终走向婚姻的殿堂，那么她在生活中完全有权利去追求。但是治疗师不能现实地承诺她会找到一个合适的伴侣，并在治疗结束后幸福地步入婚姻。治疗师**可以**提供一种可能性，对患者在亲密关系方面的冲突、不能将自己托付于人的压抑以及阻碍她追求爱情的任何病态的关系模式进行探索。

随着治疗的进行，治疗师和患者必须不时地重新评估目标。患者一开始可能有一些顾虑和期待，但随着治疗师带来的更深入的理解，这些关注和期望逐渐被修正。如果一位年轻人在寻找理想工作时遇到了问题，他可能会认为自己的目标是能从事一份令人满意的工作。当他从心理治疗中获得越来越多的洞察时，他可能会意识到，自己对于离开家和成长之间存在强烈的矛盾，因此他将自己的目标重新定义为与原生家庭的心理分离。有些冲突可能完全是无意识的，因此在设定目标的初始讨论中还不存在。

在心理治疗的目标上，需要强调的一点是，过分强调追求目标会导致患者对治疗师的治疗计划产生抵触情绪。更糟糕的是，一个坚持实现特定目标的治疗师可能会培养出一种"假自体"顺从，在这种顺从中，为了取悦治疗师，患者谎称自己已经改变了（Gabbard 2009）。矛盾的是，过于关注目标实现的治疗师可能会促成一种移情-反移情的僵局，在这种僵局中，患者挫败了治疗师的努力，从而以败取胜（Gabbard 2014）。

因此，允许患者在治疗过程中有相当长的一段时间无目的或无目标是有意义的（Holmes 1998; Mitchell 1997）。某些患者充满嫉妒，无法接受治疗师的帮助，他们可能需要一段时间的没有目标和仅进行自我探索，来表现出自己不受治疗师期望的束缚。另外一些患者只有在终止治疗后才允许自己改变，以此剥夺治疗师见证他们改变的满足感（Gabbard 2000）。因此，对于许多患者来说，在追求目标和无目标之间取得平衡可能是最佳治疗氛围的必要条件。

治疗作用的多种模式

在一个公认有多种治疗作用模式的时代，我们或许应该用"多种治疗作用"来代替"单一治疗作用"（Gabbard and Westen 2003）。我们现在知道，不同的患者使用不同的治疗方法来促进改变。成熟的治疗师应有足够的灵活性，能根据特定患者在心理治疗过程中的需求来改变治疗方法。

Wallerstein（1986）指出，洞察力常常被理想化，但支持性治疗产生的结构性改变，在持久性上同高表达性和探索性的治疗相当。

Blatt（1992）在对长程治疗的临床患者进行系统性研究后发现，对这些患者的心理治疗方法必须根据患者的精神病理性质而有所不同（表5–1）。他将患者分为两组：（1）**内摄型**（introjective）病理患者，他们更多是观念性的，主要关注自体概念的发展和维持，认为亲密关系是次要的或无关紧要的；（2）**情感依附型**（anaclitic）病理患者，他们更关心关系问题而不是自我发展。后者常常使用回避型的防御机制——如否认、否定（disavowal）、置换和压抑，而前者倾向于使用理智化、反向形成和合理化等防御机制。Blatt在检查两组的治疗情况时，注意到情感依附组似乎对解释的洞察力反应较少，但从治疗关系本身获得了相当大的益处。另一方面，内摄型患者似乎对洞察力和解释能力有更好的反应和更大的改善。

表 5–1　内摄型与情感依附型患者的精神病理学特征

特征	内摄型患者	情感依附型患者
动机	主要关注自我发展；认为亲密关系是次要的	主要关注关系的发展和维持；认为自我发展是次要的
主要的防御机制	理智化、反向形成、合理化	否认、否定、置换、压抑
治疗作用模式	通过解释来洞察	治疗关系本身

来源：Blatt 1992

Blatt的鉴别是有用的，治疗师应该记住许多患者具有混合特征，并同时受益于关系和洞察。在许多案例中，患者会关注一种不断增强的掌控感和主体感，以及与他人建立亲密关系的能力。Jones（1997, 2000）提出了治疗作用的整合模型，该模型同时考虑了解释和关系中的相互作用，他称之为**重复性互动结构**（repetitive interaction structure）。在这个模型中，治疗作用发生在治疗双方对重复性交互模式的理解和体验中。

神经科学的贡献

过去十年，认知神经科学的发展帮助我们阐明改变是如何发生的，治疗师必须做些什么来促进改变。尽管不同理论取向的治疗师的目标可能会有相当的差异，但几乎所有目标都可以根据改变无意识关系网络得到不同程度的解释（Gabbard and Westen 2003）。在这些无意识关系网络中，有些会引发有问题的防御策略，有些会引发有问题的人际模式，还有些是引发不良情绪反应的基础。关系变化的一个明显目标是将一种感觉状态和一种客体表征进行无意识连接。例如，有些人可能总是担心权威人士发怒和报复。第二种类型的关系网络包括无意识地希望他人以某种方式行事。第三种无意识的病理信念会控制患者的行为。例如，患者可能认为，如果她允许自己表达愤怒，就不会有人再爱她了。关系变化的另一个目标涉及调节情绪状态的防御方式。

无论治疗目标是改变无意识的幻想、防御、病理性信念，还是情感和客体表征之间有问题的连接，关系网络功能的改变常常涉及一些特定的过程（Gabbard and Westen 2003）。首先是那些被激活了几年或几十年的网络节点之间的连接被削弱，并且它们的长期激活水平普遍降低。表征不是储存在记忆中的"事物"，而是"同时激活"的思维单元（想法、记忆、感觉和情感）之间的连接。表征可以被看作**重新激活的潜力**（potentials for reactivation）——在特定条件下，在先前激活水平的基础上发生的神经放电模式。自体或客体表征在患者的内心世界起着强大而反复的作用。它是一种此前已经被多次激活的潜能，并且存在于一种高度的潜能状态中。因此，相关的变化意味着削弱已经连接的心理过程之间的联系。第二个过程涉及相关网络的结构变化，即创造**新的**相关连接，或加强以前薄弱的连接。因此，导致结构变化的治疗不会消除或完全取代旧的网络。相反，持久的变化需要在激活的网络中让有问题的连接**相对**失活，并增加新的、更具适应性的连接的激活，这样患者就能找到新的、更具适应性的解决方案。

一名患者在治疗开始时可能带着这样一种信念：年长的男性治疗师对他的话感到厌烦、没兴趣。后来，患者可能会意识到，他假定他的治疗师具有这些品质，是因为他的父亲——所有权威人士的模板——总是在自己试图与他交谈时表现出厌烦和没兴趣。这是一个在患者的日常生活中异常活跃的关系网络。随着时间的推移，治疗师坚定的关注、关心和想要帮助患者的坚持导致旧了网络的相对失活，同时增强了新的网络，即年长的男性权威人物也可以对患者感兴趣。

多年来，精神分析学家和精神分析治疗师认为，最重要的干预是针对"最深"的过程，即最深的无意识（Wachtel 1997）的干预。在某种程度上，这个推论是有意义的，因为临床经验表明，关注有意识的思维或感觉只会产生相当短暂的变化。内隐过程在心理和神经学上与外显过程不同，仅针对意识过程可能无法影响许多重要的相关网络。

然而，有意识的思维过程可能是极端痛苦的来源。例如，有的患者满脑子都在想一个男人，希望他会向她求婚，但他却抛弃了她。在接下来的一年里，她醒着的（有意识的）大部分时间里都在反刍自己可能说了什么、对方说某些事情的时候是什么意思，等等。随着时间的推移，这名患者开始明白，她反刍倾向的防御策略曾经让她能够应对不时虐待她的父母带来的不确定性。这项以洞察为导向的工作旨在为她审视反刍的无意识功能，而这与病因学有关。但与此同时，治疗师也帮助她分辨有意识的自我反省模式：**内省**，即以好奇和自我探索的态度以及改变未来的可能来审视过去或现在的经历；**反刍**，是指以悔恨的态度来回顾过去。前者最终可能从先前的情感束缚中获得一种自由感，而后者则可能使患者进一步陷入这些束缚，并产生持续的焦虑和抑郁。事实上，对于上面提及的患者，这种区分非常有助于调节消极情绪的不断升级。当患者发现自己在反刍时，她就会改变思路，问自己在这些时候反刍有什么作用。例如，她会对自己说，"我现在能得到什么？"或者"如果我**不再**反刍，我会有什么感觉？"事实上，对这种有意识的、动力性的探索使我们更好地理解了为什么她最初利用治疗过程来反刍（和自我鞭笞），而不是做出改变。

有意识的想法会放大感受，反过来导致人们采取或回避某些会对他们的生活产生深刻影响的行为，尤其是那些自我挫败的患者，他们对自己有意识的态度就像他们的无意识态度一样，让他们无法寻找或维持工作、关系和其他的满足感。大多数动力学治疗师会例行地提醒抑郁症患者注意其有意识地责备自己、期望最坏的结果以及贬低自己能力的行为方式。虽然这样做本身不太可能改变无意识网络，但它很可能有助于阻止自我挫败的恶性循环，让患者做出更好的生活决定，进而影响他们未来的幸福。

治疗作用的另一个目标涉及有意识的情绪状态。专注于有意识的感觉，可能涉及努力改变特定情绪状态的频率或强度，帮助患者识别和容忍矛盾的感觉（例如，对同一个人的爱和恨）。治疗师也可以帮助患者容忍不舒服的感觉，而不是采取自我毁灭式的行为来应对它们。患者往往带着减少焦虑和抑郁等不良情绪状态的明确目的而来。但在其他时候，治疗师可能会帮助患者提高对特定情绪的意识。门宁格基金会心理治疗研究项目的一项发现表明，那些治疗效果好的患者往往会报告焦虑的增加。他们学会了容忍焦虑，因此可以将焦虑作为心理出现问题的信号（Siegel and Rosen 1962）。

第三种有意识的策略是审视患者的应对方式。可以帮助患者利用幽默来应对不愉快的现实和自我批评。对于缺乏基本情绪调节技能的严重人格障碍的患者，可以教授他们有意识的应对策略，作为控制情绪的一种方式。

对治疗作用领域的主要观点是，作为治疗过程的一部分，有意识的和无意识的关系网络都需要改变（对治疗作用的目标的总结见表 5–2）。

表 5–2　治疗作用的目标

无意识的	意识的
改变触发有问题的防御策略的相关网络	鉴别有意识的自我反思模式
改变触发有问题的人际交往模式的相关网络	处理对自身有意识的态度
	改变有意识的情绪状态的频率或强度
改变问题情绪反应背后的相关网络	帮助患者容忍或更清楚地意识到感受
	检查患者有意识的应对方式

　　最初，研究人员通过神经影像学研究记录了心理动力学治疗所带来的大脑功能变化的类型。Abbas 等（2014）综述了 11 项已发表的研究，这些研究揭示了心理动力学治疗是如何作用于大脑的。一个共同的发现是，前额叶、中脑和边缘区的突触或代谢活动的常态化与临床结局的改善有关。虽然还需要更详细的研究来证实动力学治疗的改善作用具有更强的特异性，但初步结果表明，心理治疗必须通过改变大脑来发挥部分作用。

　　现在，我们就来看看一些促进治疗性改变的具体治疗技术。

促进治疗改变的技术策略

　　促进改变的方法多种多样，但大多数可分为以下三类干预：旨在培养洞察力的方法、源自治疗关系的方法和"继发性策略"，如自我表露、暴露和肯定（表 5–3）。

表 5–3　长程心理动力学心理治疗的治疗作用模式

旨在培养洞察力的技术	源于治疗关系的治疗作用	继发性策略
自由联想	体验不同的关系	含蓄或明确的暗示
解释	内化治疗师的功能	面质功能失调的信念
从外部视角观察	内化治疗师的情感态度	提出患者有意识的问题解决方法
	内化有意识的自我反思	暴露
	策略	自我表露的形式
	识别反复出现的移情 – 反	肯定
	移情主题	促进性技术

培养洞察力

在传统的精神分析实践中，主要提倡两种技术：**自由联想**和**解释**。这两种方法在心理动力学治疗中都有一定的应用。自由联想提供了一种观察行为中的防御和偶尔瞥见防御背后的方法。因为在心理治疗的设置中，防御是以阻抗的形式出现的，所以治疗师能够获得大量的信息，了解到哪些特定的话题会导致治疗过程的中断或主题的改变。例如，一名患者正在畅谈他的工作情况，直到他提及了他的女老板。然后，他突然把话锋转到昨晚做的事情上。治疗师看到了他对生活中一个重要人物的防御性逃离，并由此推断女上司造成了患者的焦虑。自由联想还让患者和治疗师可以绘制患者的内隐关系网络，就像心灵制图师会创建一个网络模型，引导患者以特定的方式思考、感受和行动。例如，一名女患者正在谈论她和新男友的一次约会，在这次约会中她感到很羞耻。在描述这件事的过程中，她说，父亲的形象突然闪现在她的脑海中。治疗师意识到与男友的羞耻经历和她与父亲的经历有关，并指出了这一点。

解释，如第 4 章"治疗性干预：治疗师该说些什么或者做些什么"）所描述的那样，可以针对一系列相互关联的心理事件进行：恐惧、幻想、愿望、期望、防御、冲突、移情和关系模式，这些都是从患者对外部事件的叙述中观察到的。治疗师还可以解释患者对某些特定思维和情感的回避，以及思维和情感之间的联系，或者是患者还没有识别到的关系网络各要素之间的联系。经典的移情性解释将患者与治疗师的关系与过去的关系以及额外移情关系联系起来。虽然移情性解释是精神分析的核心特征，但在心理动力学治疗中，移情性解释也要根据患者在移情中工作的能力和维持治疗所需要的支持程度做出改变。

除了自由联想和解释之外，**来自外部视角的观察**也可以增进洞察力。正如第 4 章所描述的那样，观察虽不足以解释，但也可以带来理解。动力学心理治疗有帮助的一个主要原因是，治疗师对患者有一个**外部视角**。简而言之，患者无法知道自己是怎样与他人接触的，因为他们就是**内在本身**。治疗师拥有一个**客体**的视角，可以从**外部**的参照框架来评论患者。一个很好的类比就是常见的在录像中看到自己的体验。通常情况下，人们的反应是"我看起来是这样的吗？我的声音真的是这样吗？"我们不知道自己是如何与他人接触的，而治疗师可以基于自己和患者拥有不同视角这一事实进行有益的观察（Gabbard 1997）。

正如第 1 章中所指出的那样，关系"如何形成"蕴含在内隐程序记忆中。治疗师有机会观察这些自动和无意识的行为模式。治疗师可能会说："当提到你的前夫时，你看起来很悲伤"，或者"我注意到你几乎不同意我说的关于你母亲的所有事，当我提到她时，你经常会退缩。"通过这种方式，治疗师使无意识的自动防御性反应和内部客体关系更容易被患者有意识地觉察。这些干预并不能解释观察的意义，只是陈述它们存在的事实。Fonagy（1999）强调，治疗改变的一个关键途径可能在于，在治疗师的心中，患者"发现自己"的能力越来越强（p. 51）。通过对只有治疗师才能看到的情感和非语言交流进行评论，患者开始根据治疗师的观察拼凑出自己的形象。因此，患者就更有可能对内隐模式进行有意识的反思。

源于治疗师－患者关系的治疗作用

治疗关系以各种方式作为改变的工具。首先，当代关系观的核心观点是：**体验不同类型的关系**可能是治疗作用的重要来源。从神经科学的角度来看点，我们可以说，新关系的体验改变了关系网络，包括恐惧、愿望、动机和防御策略，这些都与客体表征或情感状态相关联。

神经科学的知识帮助我们认识到，与非海马体学习产生的知识相比，涉及海马体学习获得的知识可能更有助于洞察的获得（Folensbee 2007; Gabbard 2007）。无论是外显的还是内隐的（有意识的或无意识的），通过海马体学习和长期强化，可以将既往经验中的特定模式与新的想法和概念进行比较，以便将其以陈述性记忆的形式存储。通过解释增进洞察，可以提供快速看待新信息的新方法，并通过海马体学习的方式进行处理。这种洞察，在最好的情况下，能让患者在意识到之前的无意识连接时，产生"啊哈！"这种恍然大悟的反应。

但是，洞察的效果与重复体验的效果不同。尽管有新的洞察存在，基于内隐的、非海马体学习的神经元连接也不会轻易改变。既往的神经元连接是通过强烈或反复的体验发展起来的，比如创伤性的虐待经历，即便存在与之相反的洞察，这种连接可能依然很强。在父母虐待下长大的孩子可能在他们的内隐程序记忆系统中编码了虐待性互动的预期，因此这些假设"深入骨髓"。即便治疗师只是动动胳膊、拿起一支笔或挠挠耳朵，他们也可能在治疗师面前退缩。这些经验过于根深蒂固，以至于它们不一定能进入有意识的陈述性记忆，并在那里被处理或者整合进洞察。这种性质的内隐记忆需要长期进行多次暴露，才能出现改变。因此，改变发生在意识和大脑功能的多个层面上。

治疗的改变不是仅仅通过扮演一个角色来实现。如果治疗师只是简单地表现出不同于患者内在世界中客体的行为，是不可能带来持久的改变的。

重要的是，治疗师与患者过去的客体不同，但在某些方面又是**相似**的。治疗师或治疗情境的特征必须与过去的原型有足够的相似性，才能激活需要重新工作的核心网络。有时，患者激活的网络会反过来把治疗师拉入类似患者过去客体的行为模式。对患者和治疗师来说，理解和改变这些模式可能至关重要。在关于精神分析的写作中，Greenberg（1986）敏锐地观察到，"如果分析师不能被体验为一个新客体，分析就永远没有开始；如果分析师不能被体验为一个旧客体，分析就永远不会结束"（p. 98）。因此，治疗师必须徘徊在新旧客体之间的中间地带，以打断患者复杂的"脚本"，并对正在发生的事情进行反思。

关系促进改变的第二种方法是通过内化治疗师的功能。例如，治疗师关心和关注的安慰性体验可能有助于患者学习自我安慰（Adler and Buie 1979）。有时，这可能通过建立一个患者在沮丧时可以有意识使用的治疗师的表征开始。随着时间的推移，表征可能会被无意识地自动激活。需要强调的是，在这种情况下，内化这个功能并不需要使用有意识的陈述性表征。治疗关系本身就伴随着无意识的情感联结，这种联结被 Lyons-Ruth 和她的同事（1998）称为"内隐关系认知"。这一现象指的是治疗师和患者会面的时刻，在通常意义上并没有象征性的含义或动力性的无意识含义。这一概念是基于 Tronick（1989）所描述的婴儿－照顾者关系中的相互调节的行为。换句话说，在动力学治疗中发生的一些变化属于程序性认知的领域，涉及如何在特定的关系背景下行为、感受和思考（Stern et al. 1998）。在这个概念中隐含的重要一点是，许多变化都是在所计划的技术性策略**之外**的。一次流泪、一次共同的欢笑或是会谈结束时意味深长的一瞥，都可能促进改变，即使这种交流是完全自发的、不在治疗师概念化的"技术"内。通过与治疗师的互动，内隐程序记忆中的客体关系原型可以被新的体验所修正。因此，心理治疗可以被视为一种新的依恋关系，这种关系有可能重构与依恋相关的内隐程序记忆（Amini et al. 1996）。

关系带来治疗作用的第三种方法是通过**内化治疗师的情感态度**。对一些患者来说，这涉及对严苛的超我的磨炼。患者开始内化治疗师对那些曾被自己视为羞耻的或"糟糕"的事物所表现出的非评价性的、好奇的和探索的态度。这种内化过程可以通过治疗师的明确评论来实现，也可以通过手势、语调和其他形式的非语言交流隐性或显性地记录下来。

患者还会**内化有意识的自我反思策略**。通过这种方式，患者成为自己的治疗师，他们可以像治疗师那样思考自己的内在体验。在治疗师休假时常常可以观察到这个策略，治疗师在外地时，患者开始想象与治疗师的对话，并认同治疗师的分析功能。这个主题的另一种变化形式在前文也提到过（参见"培养洞察力"），即患者在治疗师心中发现自己的能力（Fonagy 1999）。

涉及关系的最后一种治疗作用的模式就是**识别反复发生的移情 – 反移情主题**。即使没有治疗师的解释，重复的互动对患者来说最终也是显而易见的。治疗师可能只是注意或观察它们，而不用去理解或解释它们潜在的动机。

继发性策略

在继发性策略的范畴中包括一些传统上不认为是真正精神分析的干预措施。然而，所有的精神分析师每次会见患者时都会使用各种各样的干预措施来促进改变（见表 5-3）。帮助患者改变比忠于一个理论要重要得多。

继发性策略中的第一类是**含蓄或明确的暗示**，通常是面质的一种变体。弗洛伊德想把解释和暗示区分开来，以此拉开其理论与催眠理论的距离。然而，目前大多数理论家认为，暗示是治疗师权威的组成部分，不应该被否定（Levy and Inderbitzin 1997）。例如，即使是解释也会引起患者对行为模式的注意，通过含蓄或明确的暗示表明模式有问题，可能需要改变

（Raphling 1995）。将患者的注意力引向一组联想或联结，可能会暗示患者，他心理或行为的某些方面比其他方面更值得注意。

另一个可能引起改变的继发性策略是**面质功能失调的信念**。认知取向的治疗师经常使用这种类型的干预，大多数心理动力学治疗师也使用它，无论直接还是间接的。检查和面质非理性或功能失调的信念是针对抑郁或焦虑的良好心理治疗不可或缺的组成部分。不管治疗的理论基础是什么，治疗师必须帮助患者认识到，焦虑和抑郁的情绪状态会过滤思维方式，使烦躁持续存在，因此需要直接处理。

继发性策略的第三类是处理患者**有意识的决策或解决问题的方法**。虽然心理动力学治疗常被认为是"非指导性"的，但这只是一个概括的形容，也有很多例外。心理动力学治疗师常常把患者的注意力引导到有问题的思维或行为方式上。即使是高功能的和适合探索性治疗的患者，也可以从对问题解决的明确关注中受益。这些方法可以帮助个体做出更有适应性的生活选择，进而影响他后续的决定。例如，一位在学术圈工作的患者对她的系主任感到愤怒，原因包括现实的感知和移情的扭曲（Gabbard and Westen 2003）。她计划在心理治疗会谈后不久去他的办公室与他面质，但这种方式会对她的职业生涯产生灾难性的影响。治疗师用两种方法打断了她的计划：一种是对她计划用来处理愤怒的自我毁灭性的方式进行面质；另一种是探索其他可以处理她与系主任之间问题的方式，在不伤害自己的前提下实现有意识的目标。之后，患者采用了一种既能处理需求又不伤害自己的方式与主任进行了互动。

这个例子表明，在患者展现出强烈的情感时，帮助他们解决问题可能会很有帮助，因为在这样的情况下他们可能会被情感冲昏头脑。

暴露是行为治疗的一种主要治疗方式，尤其对焦虑状态而言。然而，即使在动力学治疗中也会出现不同形式的暴露。从根本上说，暴露是向患者呈现一个引发焦虑的刺激或情境，并迫使患者面对这种情境直到焦虑消失。这种方法能够改变关系的联结。在惊恐障碍的治疗中，认知行为研究人员在处理惊恐障碍患者发展出的**对恐惧的恐惧**方面已经取得了相当大的成功。这类患者的高警觉性会放大焦虑，并可能导致进一步的惊恐发作（Barlow 2002）。实验证据表明，内部状态（如呼吸急促）和对可能发生惊恐的焦虑之间的相关，会随着时间的推移在包括丘脑和杏仁核在内的皮层下水平形成联结。这些联结可能不容易通过语言或有意识的治疗（如心理动力学治疗）来消除，除非患者对问题的洞察能迫使他们面对恐惧的情境。从弗洛伊德开始，分析师们就指出，对于恐惧症患者来说，除非直接面对恐惧的情景，否则很难取得进展（Gabbard and Bartlett 1998）。

接受心理动力学治疗的患者会在生活的许多方面表现出回避，而且这种回避是自我强化的。它能抑制焦虑，但反过来又强化了对与焦虑或其他负面情绪相关的记忆、想法或情境的回避。用客体关系理论来思考与回避表征相关的情感时，暴露模型会很有帮助，比如当抑郁的患者主动回避积极的自我表征时。许多带有抑郁性动力的患者会害怕成就带来的自豪感，并主动回避他人的认可和自我认可。在多大程度上能最好地解决这个问题？是探索防御的意义，还是引导患者检查并与积极的、自我回避的自我表征"共处"，或是二者的结合？这还是一个有待讨论的问题。对一些患者来说，对防御的再多分析也无法让他们克服逃避威胁的自然倾向。如果不积极面对恐惧的情境，就不会取得任何进步。

精神分析取向治疗中的许多干预实际上非常依赖暴露（Wachtel 1997）。随着时间的推移而减少的移情焦虑多多少少与暴露有关，因为患者意识到他对被治疗师批评或羞辱的恐惧是不切实际的。随着反复与治疗师见面，而治疗师并没有以自己预期的方式做出反应，患者逐渐习惯了焦虑。正如 Fonagy 和 Target（2000）指出的，帮助患者区分信念与事实、事实与幻想是暴露的一部分，治疗师承认患者的恐惧这一主观现实，同时也提供了另一种安全的视角。

第五种继发性策略涉及各种形式的**自我暴露**。审慎而有限的自我暴露可能有助于帮助患者了解他人的内心世界。（审慎的自我暴露将在第 8 章"反移情的识别与处理"中进行更详细的讨论。）在这方面，自我暴露可能会促进心智化（Gabbard and Westen 2003），从而增强患者的反省功能。例如，通过与患者分享某种感觉，分析师可以帮助患者认识到，他对分析师的感受的知觉只是一种表征——一种可以被玩弄和理解的表征。

第六种继发性干预的模式是**肯定**，如第 4 章所述。遭受过严重童年创伤的患者可能认为解释是在否定他的主观体验，就像父母不相信孩子所说的创伤一样。确认和接纳的概念长期以来一直是精神分析以外关于治疗作用理论的核心（Rogers 1959），在科胡特（1971）的介绍下，它们开始被精神分析的文献所接受。

最后一种继发性策略涉及所谓的**促进性技术**。这些干预措施可以帮助患者更舒适地与治疗师合作，来理解心理的活动。它们可以是幽默或教育性的评论，也可以是各种形式的保证或安慰，这些方法有助于鼓励患者面对困难的或令人羞耻的材料。

治疗师对疗效的影响

许多关于治疗作用的文章，将心理治疗描述为一种按照一定的指导原则进行的程序，就像做外科手术一样。其实，心理治疗的一个重要事实是，心理治疗师的个人特质可能与任何既定的程序一样重要。关于"治疗师效应"的研究表明，治疗师的个人特质与各种心理治疗技术的疗效有很大关系（Stiles 2009）。治疗师们实施治疗的方式各不相同，但那些对患者的需求做出适当回应的治疗师往往能带来更好的疗效，这也是关于治疗师效应的研究的主要发现之一。换句话说，有着最佳疗效的治疗师会在治疗中根据他们对特定患者治疗需求的理解来调整治疗方案。有着最佳反应性的治疗师会不断监控自己所说或所做的事情对患者的影响，并据此来调整言语和行为，以便能够尽可能地满足特定患者以及患者接受帮助的特殊方式的需要。简言之，治疗作用必须始终考虑到治疗二元性的特征，这使得那些有着最佳反应性的治疗师，在治疗中可能会偏离具体治疗形式的标准操作程序而以特定的方式做出反应。这一点可以用我称为的"加伯德（Gabbard）定律"（半开玩笑地）来很好地概括：根据患者调整治疗方法，而不是根据治疗方法调整患者。患者指导并且教授我们正确的方式。我们应当允许自己从他们的反馈中学习。

总结

心理动力学治疗的目标会根据治疗师喜欢的理论、治疗师的潜意识动机以及患者的问题和兴趣而有所不同。目标可能会影响治疗作用的偏好模式。患者的个人特征也会影响治疗策略，不存在唯一的治疗改变路径可以适用于所有人。某些改变原则和引起改变的技术可能对大多数患者有效，而另一些可能只对一部分患者有效。动力学取向的治疗师应始终尝试针对个体患者量身定制治疗策略。此外，就像我们无法期望人们的各种动机之间不存在冲突一样，我们也无法保证上述治疗目标和促进改变的技巧之间不存在冲突或矛盾。有时，不太主动的、探索性的技术可能会抑制关系网络的改变，但鼓励患者更直接地面对恐惧的情境可能会有作用。从另一方面来说，有时，能够促进关系网络改变的更主动的技术可能会干扰探索、阻碍患者的自主感，并可能引发反抗的动力。

（王昊飞　译）

参考文献

Abbas AA, Nowoweiski SJ, Bernier D, et al: Review of psychodynamic psychotherapy neuroimaging studies. Psychother Psychosom 83:142–147, 2014

Adler G, Buie D: Aloneness and borderline psychopathology: the possible relevance of child developmental issues. Int J Psychoanal 60:83–94, 1979

Amini F, Lewis T, Lannon R, et al: Affect, attachment, memory: contributions towards psychobiologic integration. Psychiatry 59:213–239, 1996

Barlow DH: Anxiety and Its Disorders: The Nature and Treatment of Anxiety and Panic, 2nd Edition. New York, Guilford, 2002

Benjamin J: An outline of intersubjectivity: the development of recognition. Psychoanal Psychol 7(suppl):33–46, 1990

Blatt SJ: The differential effects of psychotherapy and psychoanalysis with anaclitic and introjective patients: the Menninger Psychotherapy Research Project revisited. J Am Psychoanal Assoc 40:691–724, 1992

Brenner C: Psychoanalytic Technique and Psychic Conflict. New York, International Universities Press, 1976

Cooper AM: Concepts of therapeutic effectiveness in psychoanalysis: a historical review. Psychoanal Inq 9:4–25, 1989

Folensbee R: The Neuroscience of Psychological Therapies. Cambridge, UK, Cambridge University Press, 2007

Fonagy P: The process of change, and the change of processes: what can change in a "good" analysis? Keynote address to the spring meeting of Division 39 of the American Psychological Association, New York, April 16, 1999

Fonagy P, Target M: Playing with reality, III: the persistence of dual psychic reality in borderline patients. Int J Psychoanal 81:853–873, 2000

Gabbard GO: When the patient is a therapist: special challenges in the analysis of mental health professionals. Psychoanal Rev 82:709–725, 1995

Gabbard GO: Love and Hate in the Analytic Setting. Northfield, NJ, Jason Aronson, 1996

Gabbard GO: A reconsideration of objectivity in the analyst. Int J Psychoanal 78: 15–26, 1997

Gabbard GO: On gratitude and gratification. J Am Psychoanal Assoc 48:697– 716, 2000

Gabbard GO: Overview and commentary. Psychoanal Q 70:287–296, 2001 Gabbard GO: Unconscious enactments in psychotherapy. Psychiatr Ann 37:269–275, 2007

Gabbard GO (ed): Textbook of Psychotherapeutic Treatments. Washington, DC, American Psychiatric Publishing, 2009

Gabbard GO: Psychodynamic Psychiatry in Clinical Practice, 5th Edition. Arlington, VA, American Psychiatric Publishing, 2014

Gabbard GO, Bartlett AB: Selective serotonin reuptake inhibitors in the context of an ongoing analysis. Psychoanal Inq 18:657–672, 1998

Gabbard GO, Westen D: Rethinking therapeutic action. Int J Psychoanal 84 (Pt 4): 823–841, 2003

Greenberg JR: The problem of analytic neutrality. Contemp Psychoanal 22:76– 86, 1986

Greenberg JR: Theories of therapeutic action and their clinical consequences, in Textbook of Psychoanalysis. Edited by Gabbard GO, Litowitz BE, Williams

P. Washington, DC, American Psychiatric Publishing, 2012, pp 269–282 Holmes J: The changing aims of psychoanalytic therapy: an integrated perspective. Int J Psychoanal 79:227–240, 1998

Jacobs TJ: The corrective emotional experience—its place in current technique. Psychoanal Inq 10:433–454, 1990

Jones EE: Modes of therapeutic interaction. Int J Psychoanal 78:1135–1150, 1997 Jones EE: Therapeutic Action. Northfield, NJ, Jason Aronson, 2000

Kohut H: The Analysis of the Self. New York, International Universities Press, 1971

Kohut H: How Does Analysis Cure? Edited by Goldberg A. Chicago, IL, University of Chicago Press, 1984

Levy S, Inderbitzin L: Safety, danger, and the analyst's authority. J Am Psychoanal Assoc 45:377–394, 1997

Lyons-Ruth K; and members of the Change Process Study Group: Implicit relational knowing: its role and development in psychoanalytic treatment. Infant Ment Health J 19:282–289, 1998

Mitchell SA: Influence and Autonomy in Psychoanalysis. Hillsdale, NJ, Analytic Press, 1997

Odgen T: On three forms of thinking: magical thinking, dream thinking and transformative thinking. Psychoanal Q 74:317–347, 2010

Pine F: Diversity and Direction in Psychoanalytic Technique. New Haven, CT, Yale University

Press, 1998

Pulver SE: Psychic change: insight or relationship? Int J Psychoanal 73:199–208, 1992

Raphling DL: Interpretation and expectations: the anxiety of influence. J Am Psychoanal
Assoc 43:95–111, 1995

Rogers C: A theory of therapy, personality, and interpersonal relationships, as developed in the
client-centered framework, in Psychology: A Study of a Science, Vol 3: Formulations of
the Personal in the Social Context. Edited by Koch S. New York, McGraw-Hill, 1959, pp
184–255

Siegel RS, Rosen IC: Character style and anxiety tolerance: a study of intrapsychic change,
in Research in Psychotherapy, Vol 2. Edited by Strupp H, Luborsky L. Washington, DC,
American Psychological Association, 1962, pp 206–217

Steiner J: The aim of psychoanalysis. Psychoanal Psychother 4:109–120, 1989 Stern DN,
Sander LW, Nahum JP, et al: Non-interpretive mechanisms in psychoanalytic therapy: the
"something more" than interpretation. Int J Psychoanal 79:903–921, 1998

Stiles WB: Responsiveness as an obstacle for psychotherapy outcome research: it's worse than
you think. Clinical Psychology: Science and Practice 16:86–91, 2009

Tronick EZ: Emotions and emotional communication in infants. Am Psychol 44:112–119,
1989

Wachtel P: Psychoanalysis, Behavior Therapy, and the Relational World. Washington, DC,
American Psychological Association, 1997

Wallerstein RS: Forty-Two Lives in Treatment: A Study of Psychoanalysis and Psychotherapy.
New York, Guilford, 1986

Winnicott DW: The aims of psychoanalytic treatment (1962), in The Maturational Processes
and the Facilitating Environment. London, Hogarth Press, 1976, pp 166–170

第 6 章

处理阻抗

弗洛伊德在 1912 年写道:"阻抗与治疗如影随形。治疗中患者的每个联想、每个行为都意味着存在阻抗,这代表着努力康复的力量和对抗力量之间的妥协形成"(Freud 1912/1958, p. 103)。正如第 1 章"核心概念"中所提到的,患者的特征性防御会在治疗的人际环境中以阻抗的形式出现。因此,患者对抗治疗师的方式提供了有关患者内在世界的宝贵信息。

尽管患者非常痛苦,但他们仍仰赖于应对世界的固有方式。他们已经达到了某种内在的平衡,而这种平衡会受到心理治疗开始的威胁。对那些固守在特定的行为、思维、情感和关系模式的人来说,改变是最令人恐惧的。绕过治疗师的潜在侵扰似乎是最安全的措施。患者可能会以各种方式来抵制治疗:迟到、严守秘密、忘记付费、忘记治疗、沉默、只谈论他们上周看过的电视节目,或在 45 分钟的治疗中花 30 分钟谈新闻头条。最常见的一种阻抗形式是回避讨论上一次治疗的主题,就好像每次治疗都是一个新的开始。

阻抗的概念意味着这是必须消除的障碍,因此常常以军事用语来比喻。治疗师想当然地认为正面进攻就是攻破阻抗的必要条件,但实际上这常常会强化阻抗。心理动力学治疗师应当把阻抗视为信息来源,启示患者是一个什么样的人。

开始精神分析工作时，弗洛伊德让患者说出任何浮现在脑海中的东西。他发现患者常常停下来而不能自由联想。后来他察觉到使患者停下来的原因通常与他们对分析师的情感有关。因此，移情成为一种阻抗，阻碍了分析的进程。与此同时，移情极大地展现了患者的内在客体关系，以及过去（客体关系模式——译者注）是如何在当下重现的。弗里德曼（Friedman 1991）将移情定义为"虽然中断了叙述，但它是将无意识内容传递到分析领域必要的（和棘手的）载体，某种程度上来说是完美的阻抗"（p. 576）。

在其职业生涯的早期，弗洛伊德认为分析主要是记忆回溯的过程，这可以解释患者的神经症性表现。当他从记忆回溯模型开始转变时，他认识到阻抗不应该被视为中止。他对阻抗所固有的积极渴望有了更深刻的理解（Friedman 1991）。患者对分析师的渴望取代了被理解的渴望。弗洛伊德逐渐认识到，临床任务不是消除阻抗以使记忆浮现，而是帮助患者发展出一种分化的意识，以便他们能够观察和反思自己对分析师热切的渴望。因此对立或阻抗被重新定义为一种**对非反思行为的偏好，而不是对分化意识状态的渴望**（Friedman 1991）。正如弗里德曼所说，"患者必须同时感到'我想要……'以及'这是我的思想和生活的一个（令人烦恼的）特征，我（矛盾地）想要……'"（p. 590）。

心理动力学治疗师常常在咨询室中做一些违反直觉的事情。处理阻抗也不例外。他们必须更深地参与阻抗，而不是消除它。治疗师要引导患者对阻抗感到好奇，因为仔细探索阻碍治疗的因素能够阐明愿望、幻想、冲突和欲望。

为了说明这种方法，让我们来看看一名在治疗中滔滔不绝但突然陷入沉默的患者。心理动力学治疗从根本上讲是非强制性的，所以坚持让患者说出隐瞒的内容是没有用的。大部分的治疗师会静静地坐一会儿，看患者是否愿意继续谈谈。如果患者依然沉默，那么治疗师有很多选择。一种选择是，"我注意到，当你提到昨晚与母亲一起吃的晚饭后，就不说话了。对此你有什么想法吗？"

通过这样的评论，治疗师让患者对自己讲述特定事件之后出现的沉默或阻抗感到好奇。其他治疗师可能不太倾向于做这样的连接，而只是简单地问，"是什么让你停下来，对此你有什么想法吗？"在临床中，移情和阻抗不可避免地联系在一起，但是心理动力学治疗师在这一情况下很可能会推迟进行移情解释。因为现在就假设沉默与对治疗师的幻想有关，可能有点操之过急。治疗师想随着时间的推移积累一些资料，来说明特定的移情模式与患者的沉默有关。患者是否认为治疗师很苛刻，让人羞愧、妒忌、轻蔑、生气？直到在治疗中陷入沉默的模式清晰地浮现出来的那一刻，这些问题才能得以解答。

治疗师必须学会与阻抗共舞。它是我们意料之中的，是需要被共情性地理解的，而不是被命令清除掉的。沉默有很多意义，只有随着时间的推移，这些意义才会变得清晰。对一些患者来说，在一段时间内保持沉默是有必要的，治疗师可以表达对这种沉默的接纳。如果温和地询问沉默的原因无法让患者重新投入，那治疗师可以说："也许你更喜欢我们静静地坐一会儿。"治疗师不仅要表达对沉默的接纳，而且要让患者知道在沉默中他并不孤单。

也许最重要的原则是把阻抗看作一种信息的揭示，而不是隐藏。我们可以将阻抗看作患者向我们展示他们是谁的一种方式。患者必须按照他们既定的方式进行心理治疗（Gabbard 2000），而不是按照我们认为他们应该做的方式。对患者来说，阻抗并不是一种"坏"的行为。我们不会"铲除"阻抗，因为我们知道阻抗正在告诉我们一些事情。治疗师必须提醒自己，不能强迫患者做任何事情。心理动力学治疗尊重患者的自主权和选择的自由。我们允许患者向我们展示他们是谁。作为心理治疗师，我们研究患者如何习得避免困扰他的恐惧。此外，治疗中经常提到的"僵局"实际上是治疗过程的核心。它包括强烈的移情－反移情的规则，这也是进入患者的困境核心的窗口（Gabbard 2000）。

▶ **观看视频片段 2：处理治疗中的阻抗（7:50）**

对视频片段 2 的评论：在这段视频中，乔治显得格外被动，但同时也有一些"锋利"的东西。换句话说，他以一种被动违拗的方式来进行心理治疗，好像他想要我向他证明治疗的价值。我尽量不上钩，而是告诉乔治，他不需要违背自己的意愿说话或做任何事。通过拒绝变成强迫的姿态，我避免了微妙的施虐受虐的客体关系模式。在这种模式中，他可能会被我的话所伤害，并轻蔑地认为我的评论毫无用处而不予理会。乔治甚至拒绝告诉我他的目标，说这种想法对他来说"太直接了"。

对乔治来说，即使是合作和建立治疗联盟的行为也意味着某种脆弱，这违背了他的本性。他对心理治疗过程的阻抗向我展示了他是谁。随着视频的继续，他变得不那么敌对了，开始表现出内心沉寂的绝望。他透露他对待妻子的态度和对待我一样——他采取被动的立场，希望妻子说些和做些能让他更快乐的事情。他说，他对于在治疗过程中该做什么感到"茫然"，这一说法点出了他在家里、其他地方以及在我身边所体验到的一种基本的自我状态。我没有试图通过确切地告诉他该做什么和说教来拯救他，而是试图用此时此刻的"茫然"感来揭示他是谁，以及他在与什么抗争。

付诸行动与治疗内付诸行动

付诸行动（acting out）的原意可以在弗洛伊德 1914 年的经典著作《回忆、重复和修通》（Remembering, Repeating, and Working Through）中找到，其中他写道："我们可以说，患者不**记得**任何他所遗忘和压抑的事情，而是把它们付诸行动。他不是藏在记忆里，而是以行动的方式来再现；当然，他并不知道自己在**重复**这件事。"（Freud 1914/1958, p.150）。因此，付诸行动最初的意思是指在治疗室里的无意识重复，起到了代替记忆和语言的作用。

在当代的心理动力学语境中，这些现象被称为**治疗内付诸行动**（acting in），因为它们发生在治疗场景中。付诸行动这一术语现在被用于描述发生在治疗场景以外的事件。例如在第 4 章所举的那个案例中，D 先生开始与他在社交场合遇到的一位女医生约会，作为将对治疗师的移情付诸行动的一种方式。这种付诸行动具有阻抗的功能，因为患者用行动来表达，而不是说出来并和治疗师共同探讨。术语付诸行动还用于描述 B 型人格障碍患者的一种常见的防御方式。这些患者把情感导向可能伤害自己或别人的行为，而不是反思这些情感并与治疗师一起处理它们。

就像那位开始与女医生约会的男患者的案例，治疗内付诸行动通常与移情有关。换句话说，它被看作把移情转移到患者生活中的某个人身上了。然而，新手治疗师经常会做出错误或缺乏支持的假设，即发生在临床场景以外的行为总是反映了对移情的付诸行动。事实上，这些行为可能与移情有关，也可能无关。因此治疗师最好开放地和患者探讨，而不是直接得出二者有关的结论。通常，付诸行动的行为在患者接受治疗前就存在很久了。

治疗内付诸行动可以通过三个特征准确地进行定义（Paniagua 1998）：（1）它是一种涉及身体肌肉组织的非语言行动方式；（2）具有有意识或无意识的意向和意义，潜在地有助于动力学的探索；（3）行为或其后果发生在治疗场景中，可以直接被治疗师观察到。

治疗内付诸行动的常见例子包括在治疗过程中脱去部分衣服、早退、睡着、在治疗中偷偷录音、开了支付费用的支票却没有签字，以及拒绝看着治疗师。一位患者带了 CD 机到治疗中，并问她的治疗师是否愿意一起跳舞。治疗师平静地回答说不能，但是他愿意与患者讨论关于共舞的幻想。

而另一位患者在治疗中跳起来，转了一圈，对治疗师说，"你还没有评价我的新裙子。你喜欢它吗？"治疗师的回应是询问患者，他没有评价是否让她感到受伤？

这些例子清楚地表明，治疗内 / 外付诸行动应该被治疗师以共情的方式来理解，而不是以轻蔑和批判的方式来看待。它们是有价值的意义传递者，如同所有的阻抗一样，治疗师应该尝试对它们采取接纳和反思的态度。

科胡特（1984）对阻抗的看法与自我心理学家完全不同。他认为，治疗师如果把阻抗看作性和攻击驱力的衍生物以及对它们的防御，就会受到误导。受科胡特影响的自体心理学家不解释或面质防御，而是将这种阻抗理解为正在进行的活动，这种活动"为心理生存服务，即患者试图至少拯救其核心自体的部分"（p. 115）。这些心理学家认为，我们应该共情和尊重患者对防御的需求，而不是试图去挑战他或她的防御。

由于治疗内 / 外付诸行动的高度可变性，我们很难总结出处理这种阻抗的最佳策略。一些付诸行动，如无保护的性行为、酒后驾驶等，由于可能危及患者的生命，必须大力面质。反复缺席治疗的患者可能需要被告知，如果他们再缺席，治疗就不可能继续了。对于在治疗期间自伤或过量服药的患者，可能也需要予以面质，并对其行为设置界限。

另一方面，很多形式的治疗内付诸行动，在其意义完全显现出来之前需要被容忍、探索和观察一段时间。许多阻抗伴随着治疗内付诸行动的现象，包括移情阻抗。换句话说，患者创造和实现了对治疗师的特定幻想，而没有观察和反思这种行为的意义。以下的临床案例将为这一现象提供了佐证：

　　J 女士，36 岁，由于"（她的）脾气问题"来接受精神科住院女医师 K 的心理治疗。她描述自己在生活的许多方面都有明显的困难。她与男性存在多段虐待性的关系，并离过两次婚。她害怕孤独，有几次她和男性只认识了 2~3 个星期后就决定同居了。J 女士与母亲的关系也非常紧张和脆弱，她觉得自己从来没有得到过母亲的认可。她反复体验到，如果做了任何母亲不赞成的事情，母亲就会收回她的爱。

　　在 J 女士小的时候，继父曾对其有过性方面的过分亲昵行为。她把这事告诉了母亲，母亲与继父对质，继父答应再也不这样做了。实际上这种性虐待又持续了 3~4 年。他威胁 J 说，如果她把这件事告诉任何人，他就开始虐待她妹妹。在她 13 岁时，母亲和继父离婚了，她把继父继续虐待她的事告诉了母亲，母亲当时勃然大怒。然而，她们后来陷入了经济困境，母亲决定还是搬回去和继父住在一起。

　　J 女士在 15 岁时离开家，最终上了大学，在那里她酗酒并有多名性伴侣。她告诉治疗师，她有一张名单，上面写着所有和她睡过的男人的名字。

　　她从大学退学，并与一个认识不久的男人搬到了其他州。她做着一份脱衣舞女的工作，并与一名有身体和性虐待行为的男子交往，该男子还不时威胁要杀了她。为了逃避这个男人，她嫁给了另一个只认识了 8 周的男人。婚后她还和一个比她小 10 岁的网友有过一段短暂的婚外情。当丈夫发现后，他无法原谅她，最终离婚。

　　在心理治疗中，她的个人史层层展开。通常情况下，如果 K 医生试图让她说出某件事的确切细节，她就会表现得很防御。每周的治疗中都会呈现出一种模式，J 女士会描述一件治疗师从未听说过的极端事件。例如，一次治疗时，她用欢快的声音说："我这周参加了一次 PEP 会。"K 医生问 PEP 代表什么。J 女士回答说："这是一个当地的组织，叫作'人探索人（People Exploring People）'。"

　　K 医生表示她不知道这个组织。J 女士解释说，这是一个为对捆绑、控制支配和施虐受虐（bondage, domination, and sadomasochism, BDSM）感兴趣的人设立的组织。她补充道，她和现男朋友也玩过 BDSM：他把她绑起来，蒙住眼睛，卡住脖子使她窒息。她说，她并没有因为这种行为感到危险，因为她确信自己能够控制男友使她窒息的程度。她就事论事地对治疗师说，只有在施受虐行为中扮演顺从的角色时，她才会感到完全的性满足。听到这些活动时，即便不是震惊，治疗师也感到非常诧异，因为之前她从没有提到过这些。

在下一次治疗中，J 女士透露，几年前她曾对可卡因上瘾，为了获得足够的钱来买可卡因而卖淫。她吹嘘道，有一次，为了 500 美元，她给排成一排的 5 个男人口交；还有一次，她一个晚上和 17 个男人发生了性关系。她骄傲地对治疗师说："那是我的纪录。"

每当 J 女士讲述一个新故事，K 医生就会发现自己在情感上越来越疏远，也越来越不信任她。她开始感到自己再也不能以任何有意义的方式与 J 女士建立联结了。事实上，治疗师注意到，她正在物化 J 女士，感觉越来越像在看一场"怪胎秀"。K 医生反思了自己的反移情，意识到自己开始物化 J 女士，就像 J 女士人生中的其他人在性方面物化她一样。J 女士在告诉 K 医生某次 PEP 聚会时解释说，该组织的一些成员会在公共场合表演性行为。J 女士描述了她自己如何在其中一次聚会上被公开绑起来，而另一名女性用振动器对她进行了按摩。K 医生开始探索到底发生了什么，试图在她的脑海中形成一幅画面。由于 J 女士的含混不清，治疗师花了至少 10 分钟试图引出细节。一次 J 女士说道："那些行为大多是为暴露癖准备的。"

当治疗结束时，K 医生有一种不安的感觉，好像有什么东西出了问题。回想起与督导师的谈话，她记得 J 女士自始至终都在微笑，似乎很享受与治疗师在一起的过程。当 K 医生考虑所发生的事情时，她意识到自己绝对没有必要去获取 PEP 聚会现场的所有细节。督导师也指出，她已经成了 J 女士暴露癖的窥淫者。

J 女士在对治疗师的移情中创造了一些她在治疗之外的生活中经常发生的事情。她的性暴露癖使 K 医生感到震惊又着迷，因此她确信自己得到了治疗师的关注。然而，这同时也起到了阻抗的作用，因为它没有进行任何有关其意义、起源或是如何表征了患者的心理或情感冲突的反思性观察。J 女士对改变这种行为没有兴趣，K 医生甚至想知道她为什么要在治疗中提到它。

这个例子也说明了治疗内付诸行动如何频繁地在治疗师身上引发预期的反应。K 医生注意到，J 女士的治疗内付诸行动所创造的"共舞"类似于在 PEP 聚会上发生的暴露 – 窥淫的场景。然而，这种洞察是在观察治疗内付诸行动一段时间并允许自己被"卷入"所发生的事情之后产生的。在这方面，这种形式的阻抗非常有用，它**揭示**了一种强大的内部客体关系的场景，这种场景存在于患者治疗以外的生活中，导致了大量的人际关系困难，更不用说那些与伴侣之间的危险浪漫关系。K 医生向 J 女士指出了这种模式，并建议可以有效地探索她们之间发生了什么，以及为何这种重复的关系模式对她如此有吸引力。然而，K 医生也认识到，在某种程度上，这种阻抗是"两人"现象，因为她是通过自己的**反阻抗**参与进来的。这些移情 – 反移情的再创造是不可避免的、对治疗是有帮助的，并最终是可以与患者讨论的。

对意识到移情的阻抗

有些患者表现出一种阻抗，即反复地否认治疗师的重要性（Gill 1982）。在开始为期三周的休假之前，治疗师对他的患者说："我想知道你对我这三周的休假有什么感觉。"患者回答说她根本没想过。她告诉治疗师，她把他当成会计、牙医或任何其他专业人士，对他没有特别的依恋感。

对于自恋人格组织的患者来说，他的移情**就是**明显缺乏移情。这些患者可能在与他人建立有意义的关系方面长期存在困难，而这种客体关系的严重问题在治疗过程中也会表现出来。从依恋理论的角度来看，这些患者具有疏离型（dismissive）的依恋模式。依赖对这样的患者来说可能是可怕的，治疗师需要认识到患者坚持认为治疗师不重要代表了他们的自我保护，以免自恋受损，因此治疗工作只有通过额外移情才有可能继续。在另一些情况下，治疗师可能解释患者对意识到移情的阻抗，并帮助患者克服因依赖产生的焦虑。然而，在面质患者不愿承认对治疗师的依恋时必须审时度势。对患者来说，过于急切地指出患者的移情含义的治疗师，可能显得过度自我关注了。矛盾的是，这样的治疗师可能会增强患者的防御，患者会更强烈地坚持说，他对治疗师没有任何感觉。

对于这类患者，建议治疗师等待时机，寻找明确的移情感受的浮现，无论是在梦中，还是在治疗开始或结束时的随口谈论中。当患者从椅子上站起来走到门口时，通常会出现与"退场白（exit line）"相关的强烈移情（Gabbard 1982）。有时，退场白可能是那一个小时内最重要的交流，传达了患者在正式治疗期间坐在椅子上不能言说的信息。患者可能会区分坐在椅子上说的话和出门时说的话。这些言语值得格外注意，因为患者不太可能在下次治疗中提到它们。退场白只在离开时才明确显现，因为患者希望将其排除在治疗**之外**。把它作为临别一击，是说与不说之间的妥协。这样的交流可能会充满情感，但它只有在治疗结束时才被表达出来，这样治疗师就没有机会回应了。

L 先生 28 岁，他正在接受一名女性治疗师每周 2 次的心理动力学心理治疗。他经常谈起之前的一位治疗师，并直呼其名，他们之间关系亲密，感情深厚。治疗师会不时地暗示，他可能是在告诉她，自己想要与她建立怎样的关系。L 先生否认他对新治疗师有任何担忧，并说他对现在的情况很满意。他还否认对她的私生活有任何好奇。然而，在治疗师结束两周假期后的第一次治疗中，L 先生在治疗结束后大步走到门口，突然转头问道："看起来你度假时晒黑了，你是和男朋友一起去滑雪了吗？" L 先生的治疗师对这个问题感到措手不及，但她还是镇定地说："我们下次再讨论吧。"不出所料，L 先生在下次治疗没有提到这句话。治疗进行了 15~20 分钟后，治疗师指出，尽管他们已经同意在疗程中讨论他的"退场白"，但到目前为止他没有提及这一点。他很快说他都忘了，而且这确实是一个无关紧要的评论。然而，治疗师坚持去探索它的意义，最终 L 先生承认，他很好奇治疗师的私生活，希望通过获得一些她的私密信息，与她形成一种特殊的关系，就像与之前的治疗师一样。

最后的言论在很多情况下都有着特殊的地位（Gabbard 1982）。当时间所剩不多时，一种"要么现在，要么永不"的感觉就会开始发挥作用，患者最终可能会说出一些已经憋了很久的话。治疗最后的话投注了患者大量的精力，因为它们承载着源于早期分离的情感。在心理治疗中，时间是我们的主人。每次治疗结束时，患者都会被提醒这种关系的局限性。为了延长与治疗师的相处时间，或者将这段关系重新定义为私人而不是专业性的关系，"退场白"可能是一种辛酸的努力。

一种理解是，将这些话留到最后才说，是因为这样的话治疗师没有时间拒绝。在治疗结束时说出口会有一种安全感。这种解释也帮助我们理解为什么患者不想在下一次治疗中谈有关退场白的话题。治疗师必须准备好在患者"忘记"的时候提出这个话题。

退场白也可能反映出与治疗师分离的冲突。

一名 31 岁有间歇性自杀想法的男性正在接受治疗师缺席一周前的最后一次治疗。尽管患者在治疗期间对缺席没有表示担忧，但在治疗结束时情况发生了变化。他在伸手去摸门把手时，转身对治疗师说："好吧，如果我不自杀的话，两周后见你。"

这一退场白的目的是让治疗师为离开一周并抛弃了患者而感到焦虑和愧疚。患者可能还希望通过给治疗师植入自己可能会在此期间自杀的想法来破坏治疗师的假期。他要确保治疗师在缺席的一周里会一直惦记着他。实际上，这位无法迅速给予回应的治疗师，只能眼睁睁地看着患者离开，然后在整个假期里担心他。通过这种方式，患者表达了对与治疗师分开一周的敌意，同时也进行了防御。患者想象了一幅图景，在接下来的一个星期里自己的形象会在治疗师的脑海里鲜活地出现，这样他们就不会真的分开了。

有时，强烈的愤怒可能只在结束时爆发，这时患者觉得终于可以安全地表达出来。因此，这种类型的退场白可以作为一种强烈移情的例子，与治疗期间患者与治疗师联结的常用方式相分离。

▶ **观看视频片段 3：退场白（7:03）**

> **对视频片段 3 的评论：** 玛格丽是一名边缘型人格障碍患者，一次治疗结束我想帮她拿外套时，她爆发了。尽管我请她在下次治疗开始时提出这件事，玛格丽还是"忘记"了发生的一切。我觉得有必要冒着激怒她的风险，打断她讲述关于那个住在她公寓里年轻人的故事，因为另一种选择是与她"串通"，让愤怒成为她分裂的一部分，让它只存在于治疗之外。许多边缘型人格障碍患者都采用这种时间上的分裂。换句话说，他们试图在过去的和现在的经验之间保持一种精神上的不连续。她希望否认对我发火的那部分，但我拒绝配合。这就是为什么心理动力学心理治疗不应该被贴上"非指导性"标签的一个例子。治疗师经常有必

要将患者的注意力引导到那些正在被回避的事情上。实际上，另一种选择是帮助患者维持分裂。

当患者说她不记得发生了什么事时，我仍然坚持并提醒她她爆发的愤怒。我试着帮助她心智化，让她思考我帮她拿外套，除了把她当小孩来看，还有没有其他可能的原因 。这样，我鼓励她从多个角度去思考，而不是只从自己的角度。我还对为什么她可能使用分裂的机制做了一个移情的解释，我认为，如果她承认，"不是我"（爆发愤怒）的那部分她和在此刻坐在房间里的她是同一个人，她可能非常担心我受够了而要抛弃她。她知道她的愤怒是爆炸性的、无法忍受的，她不想冒失去我的风险。通常，如果你关注患者内心深处的分离焦虑，那么边缘型人格障碍患者明显无法解释的行为就能被理解。我在视频片段的最后向玛格丽保证我不会离开她，这说明了我如何从一种解释、表达性的模式转变为一种支持性的模式。我说明了在下周的治疗中再讨论"退场白"的必要性，将退场白所体现的自我表征与患者的其他自我体验结合起来，并解释了分裂的原因。最后，本片段说明，对于边缘型人格障碍患者，治疗师如何在同一治疗过程中将心智化技术和移情解释相结合（Gabbard and Horowitz 2009 ）。

性格阻抗

在很大程度上，治疗师是通过患者对治疗过程的阻抗来了解他们的。如第 1 章所述，当患者进入治疗时，其性格防御变成了阻抗。防御和阻抗根植于关系中，随着患者进入治疗，治疗师的存在所导致的焦虑就变得明显起来。在每个案例中，究其一生蚀刻在患者神经网络上的特定性格防御和内在客体关系会凸显出来，因此，当患者面临被他人（例如，治疗师）知悉的威胁时，其基本人格将会以明显的姿态呈现出来。

　　心理动力学治疗师可能会发现，跟随患者的情绪状态很有用。患者处理带来困扰的情绪的方式可以很好地说明他们的性格防御。羞愧感和耻辱感可能会妨碍患者消化吸收治疗师的观察结果。某种情感状态的出现可能预示着一种特定的内心冲突。当在治疗过程中出现一闪而过的愤怒、悲伤或焦虑，患者会怎么处理呢？例如，突然从一个话题转移到另一个，可能代表了一种对引发愤怒的主题的防御性逃离。治疗师可能希望患者关注自己关于愤怒的冲突和用于处理愤怒的防御策略（Gray 1990）。以下临床案例将说明性格阻抗的出现，以及如何在心理动力学治疗中解决它们。

▶ 观看视频片段 4：控制治疗的患者（9:42）

　　对视频片段 4 的评论：保罗是一名患有强迫型人格障碍以及有一些自恋特征的患者。他的性格阻抗表现为试图控制治疗。他带着一堆写在纸上的主题来参加治疗，所以从一开始他就会指示治疗师应该谈论什么。他希望避免任何自然的互动，并基本上先发制人，在不需要我的意见的情况下，从一个话题转移到另一个话题。像许多具有强迫性人格结构组织的患者一样，保罗因失控感或情绪起伏而深受威胁。因此，他使用理智化、情感隔离和反向形成的防御。他通过关注事实和"数据"来控制情绪。他通过对治疗的安排，希望避免"失控"，失控是强迫性人格结构的人最害怕的事情。为了解决找到合适的伴侣这一问题，他尝试采用马拉松式的训练方法。

　　保罗继续打断我对正在发生的事情进行观察的努力，他告诉我，"没有什么无意识过程"导致了他上次治疗的迟到，并且解释说自己完全致力于治疗。然而，他在治疗期间的行为表明，他致力于按照自己的方式进行治疗。当他谈到父亲被诊断出患有轻度认知障碍的事实时，他似乎不愿听到我把轻度认知障碍（mild cognitive impairment, MCI）的首字母缩写扩写成全称。他宁愿在智能手机上搜索，也不愿靠我来获取信息。

视频所描述的片段发生在治疗开始 2 个月后。本着不尝试要求保罗按照我希望的方式进行治疗的精神，我容忍了他想保持这种控制的需要。因此，当我试图去观察而保罗举手打断我时，我让他继续，因为我知道他是一个典型的按照自己的方式进行治疗的人。我注意到，在保罗的虚张声势背后，他深感焦虑，并被自我怀疑所困扰。他担心自己找不到一个符合他完美主义标准的女性。在他完成了他的四点议程后，我做了一个移情的解释，暗示他在治疗中没有为我腾出时间，就像没有为穆丽尔腾出时间一样。如果他允许我表达对他的观察，他可能会对我能看到但他看不到的自己的某些方面感到惊讶。这样他将不得不面对一个不受他控制的更自然的互动。在这方面，他表现出一种性格阻抗，不愿被他人所认识，无论是女友还是治疗师。

逃入健康

另一种常见的阻抗模式表现为，患者在治疗早期，即事情还没有得到彻底探索前，就声称自己已经"痊愈"了。逃入健康是避免讨论痛苦的冲突或情感状态的防御方式。治疗师可能希望帮助患者确定，在治疗开始时制定的目标实际上实现了多少。对于治疗师来说，共情患者对反思自己内心所发生的事情的潜在焦虑也很有帮助。

逃入健康有时会导致治疗过早或提前终止。患者第一次提出终止，可能是出于阻抗。然而，即使治疗师认为这可能是欠考虑的，患者有时仍会坚持终止。在这种情况下，治疗师可能会明智地接受这个决定，并为患者重新回归治疗备条后路。终止治疗的时机将在第 9 章"修通与结束"中进一步讨论。

迟到和缺席

最常见的两种阻抗形式是迟到和缺席。有些患者具有迟到的个性特征，几乎从不准时，而另一些患者只在治疗中的问题让他们感到困扰时才迟到。有些患者特别看重守时，他们觉得迟到几分钟是不负责任的。还有一些人对让别人等着他们一点也不在乎，也很少提及自己的迟到。

治疗师必须仔细评估迟到对每个患者的特殊意义以及他们对迟到的反应。治疗师干预的方式取决于个体患者的特点和具体情况。例如，患者对迟到和让治疗师等待没有表现出焦虑，那么治疗师可能希望促进他的心智化。在恰当的时机，治疗师可能会问："你有没有考虑过，今天我在等你的时候是什么感觉？"患者可能未曾考虑到治疗师的内心状态，也未曾考虑迟到对治疗师的影响。帮助患者开始对治疗师的内心反应进行心智化可能需要许多这样的干预，直到患者对治疗师的内心世界变得更加好奇。然后治疗师就可以从移情情境推及治疗室以外的关系中，在那里患者也让别人等他。是否患者有一种特权感，认为其他人应该为他调整自己的日程？患者是否通过让别人等待来表达对他们的愤怒？是否在他小时候，患者的父母或兄弟姐妹让他等待，现在他通过让别人等他来报复？

无论如何，我们都建议治疗师保持最初的时间设置。如果治疗从 14:00 开始，在 14:45 结束，那么即使患者直到 14:20 才出现，治疗也应该在 14:45 结束。如果治疗师延长了治疗时间，患者会接收到一种无意识信息，即可以指望别人来适应他的日程。如果患者因为治疗师坚持时间设置而生气，那这种愤怒就可以引发对患者迟到模式的有益探索。

当通常很守时的患者在治疗中迟到时，治疗师可能会倾向于立即讨论迟到的问题，但这常常会引起防御。更好的策略是看看患者如何解释她的迟到，以及她是否认为这对治疗有任何意义，也可能她仅仅认为是交通问题或其他外部事件的结果。尽管有时候现实因素确实会导致人们迟到，但治疗师应该始终牢记，阻抗总会见缝插针。即使是堵车迟到的情况，也可能是患者为与治疗师讨论困难问题所带来的焦虑所找的一个冠冕堂皇的理由。与此同时，在患者不愿意开放性探索的情况下，治疗师也不希望强行处理阻抗。毫无疑问，患者的潜在问题将在未来的治疗中再次出现，并可以在那时进行探索。另一个值得探讨的因素是，患者迟到是否是为了避免回到上一次治疗中那个让她困扰的事件或讨论上。

缺席是另一种常见的阻抗形式，许多治疗师对缺席仍收取费用的原因之一是，这种做法通常会带来更好的出勤率。不需要为缺席支付费用的患者可能有许多合理化的解释。当他们被要求无论是否出席都要付费时，缺席与借口会一起神秘地消失。因此，弗洛伊德（1913/1958）主张"出租"给患者一个小时。

在不那么严格的设置下，"偶尔"的缺席大大增加了，医生发现他的生计受到了威胁；而在坚持设置时，妨碍出席的意外事件根本不会发生，并发的疾病也很少见……没有什么比几年严格按小时租赁的心理分析实践更能让人深刻意识到心理因素在日常生活中的重要性，比如装病的频率和偶尔的缺席。（p.127）

以当今的临床实践风向，遵从弗洛伊德的建议可能很困难。一些第三方付款人不会为缺席的治疗买单。但是如果患者自费，许多治疗师仍然会在开始治疗前与其签订协议，为缺席的治疗买单（当然，除非他们能够找到另一患者来填充这个小时）。还有人对这个原则做了变通使其更灵活。例如，一些治疗师可能会收费，**除非**患者提前 24 小时通知他们。其他人则允许每年可以有几次不收费的缺席。真正的紧急情况或严重的疾病也被许多治疗师当作例外来处理。

新手治疗师经常会想，给那些没来赴约的患者打电话是否明智。如果担心自杀问题，治疗师可能应该打电话给患者，确保其安全。但另一种情况是，边缘型人格障碍伴有反复自杀的患者可能会利用治疗师对其可能自杀的焦虑，开始期待治疗师的电话，作为他们不参加治疗的常规回应。如果这种模式得以发展，治疗师当然需要与患者进行讨论，并检查其动机。

对于没有自杀或自残倾向的患者，大多数治疗师不会在一次缺席后就打电话给他们。然而如果患者连续两次治疗没来，最好打电话询问，看看他是否有兴趣继续治疗，或者是否有某种外部因素使他无法继续治疗。治疗师还应该邀请那些已经决定退出治疗的患者再参加一次治疗，来探索这一决定的利弊，同时明确表示治疗在根本上是一个自愿的努力，是否继续完全取决于患者。

总结

阻抗涉及心理动力学心理治疗师日常工作的方方面面。虽然这一术语最初用于分析中停止自由联想的患者，但现在它已经有了更广泛的含义，几乎可以指任何阻碍心理治疗的力量。它尤其表现为非反思性的行为，而不是一种分裂的意识状态，即患者在参与治疗工作的同时进行自我观察。我们应该避免轻蔑地看待阻抗，因为它揭示的和它隐藏的一样多。**治疗内付诸行动**是指治疗师观察到的、需要解释的、有重要意义的非言语性行为。另一方面，**治疗外付诸行动**通常指治疗之外在移情问题方面的有意义行为。

　　许多形式的阻抗都涉及移情，通常患者关于治疗师在想什么或者治疗师是什么样的人的幻想会妨碍患者在治疗中进行有效的工作。另一方面，患者也可能抵抗对移情的觉察，在治疗进行时表现得好像治疗师对他们来说不是一个重要人物。有时候，只有在一个小时结束，患者走到门口时，他们才会"掏出一枪"，也就是在所谓的"退场白"时，患者对治疗师的移情才会出现。因此，应该仔细注意退场白现象。许多患者都有根植于长期的防御和内在客体关系的性格阻抗，它们对抗着治疗师的努力。其他常见的阻抗形式包括逃入健康、迟到和缺席。

（王昊飞　译）

参考文献

Freud S: The dynamics of transference (1912), in The Standard Edition of the Complete Psychological Works of Sigmund Freud, Vol 12. Translated and edited by Strachey J. London, Hogarth Press, 1958, pp 99–108

Freud S: On beginning the treatment (1913), in The Standard Edition of the Complete Psychological Works of Sigmund Freud, Vol 12. Translated and edited by Strachey J. London, Hogarth Press, 1958, pp 123–144

Freud S: Remembering, repeating, and working through (1914), in The Standard Edition of the Complete Psychological Works of Sigmund Freud, Vol 12. Translated and edited by Strachey J. London, Hogarth Press, 1958, pp 147–156

Friedman L: A reading of Freud's papers on technique. Psychoanal Q 60:564–595, 1991

Gabbard GO: The exit line: heightened transference-countertransference manifestations at the end of the hour. J Am Psychoanal Assoc 30:579–598, 1982

Gabbard GO: On gratitude and gratification. J Am Psychoanal Assoc 48:697–716, 2000

Gabbard GO, Horowitz MJ: Insight, transference interpretation, and therapeutic change in the dynamic psychotherapy of borderline personality disorder. Am J Psychiatry 166:517–521,

2009

Gill MM: Analysis of Transference, Vol 1: Theory and Technique. New York, International Universities Press, 1982

Gray P: The nature of therapeutic action in psychoanalysis. J Am Psychoanal Assoc 38:1083–1096, 1990

Kohut H: How Does Analysis Cure? Edited by Goldberg A. Chicago, IL, University of Chicago Press, 1984

Paniagua C: Acting in revisited. Int J Psychoanal 79:499–512, 1998

第 7 章

梦和幻想在心理动力学
心理治疗中的作用

　　长期以来，与梦相关的临床工作一直是精神分析和心理动力学治疗很有价值的部分。弗洛伊德（1900/1953）以一句拉丁文来介绍自己对梦的研究，"Flectere si nequeo superos, Acheronta Movebo"。这句话有不同的翻译版本，但其精髓是"如果我不能影响神祇，那么我亦要搅动冥界"。弗洛伊德本人就是这么做的。在其受挫于难以影响当时时代的权高者后，弗洛伊德转向于研究幽深的无意识领域，并于 1900 年完成了具有里程碑意义的巨著。弗洛伊德强调，对患者而言，许多核心冲突过于令人困扰以至于它们被驱逐出人们清醒时的意识领域。然而，当人们进入睡眠后，防御性警觉减弱，冲突就会出现在梦境材料中。因此，弗洛伊德认为对梦的解释是通往无意识的"康庄大道"。

　　弗洛伊德关于梦的观点经受住了时间的考验。在 20 世纪 60 年代和 70 年代，他受到了神经科学家们的挑战，他们认为快速眼动（Rapid Eye Movement, REM）睡眠由脑干控制，与动机、愿望或情感的中枢无关（Hobson 1988）。然而，随后的研究有力地支持了弗洛伊德学派关于梦的观点。Braun 等人（1997）使用正电子发射断层扫描和功能核磁共振成像技术说明，控制情绪和动机的大脑边缘系统及相关区域在快速眼动睡眠阶段高度活跃，而与自我监视、逻辑和工作记忆有关的前额叶皮层区域的活动被抑制，它的失活有助于解释自我反思的减少、批判性洞察和逻辑的丧失以及时间永恒感和奇异梦境等现象。换句话说，前额叶皮层功能的失活符合弗洛伊德关于愿望被编码进梦的意象的观点。做梦被恢复到它原有的地位，即作为一种更高级的心理功能，是一个"愿望系统"。此外，Solms（2000）发现快速眼动睡眠和做梦不能完全等同。他研究了脑干受损的患者，发现这些被试的快速眼动睡眠被打断，但梦却没有。相反，那些前脑动机中枢受损的患者却报告说，虽然快速眼动睡眠没有被干扰，但他们的梦减少了。因此，和大多数神经生物学现象一样，梦的产生涉及一个神经网络，并不能局限于大脑的某个单一区域。总之，脑干上级的高级中枢对梦的产生至关重要。

Reiser（2001）强调神经生理学领域和心理动力学领域不能互换。神经科学的研究结果不能表明梦不具备心理动力的价值。心理和大脑使用的是不同的语言和技术，做梦者的心理会适当地利用做梦时大脑的生理状态来"描绘"有意义的心理问题。因此，许多历史悠久的精神分析的释梦原则仍适用于当代心理动力学治疗师的治疗工作。

梦

理解梦

精神分析的一个核心原则是：梦是伪装了的愿望。弗洛伊德坚持认为无意识的童年愿望被转换成伪装的象征符号，通过意识的审查出现在梦中，确保做梦者的睡眠不会被打扰。弗洛伊德把梦的内容分为两种层次。**显梦**是可以被做梦者感知到的梦的表层内容。**隐梦**指那些威胁到做梦者的无意识的愿望和想法，它必须以伪装的形式出现于梦中，以避免引起做梦者觉醒。做梦者一系列的自我防御机制就负责将隐藏的无意识内容加以伪装，以改头换面的形式呈现在显梦中。

如今我们认识到，梦除了表达无意识的童年愿望，也能描绘其他内部心理过程。通常是各种恐惧、冲突以及（那些遭受心理创伤的患者）控制和消化创伤性体验的反复努力等。弗洛伊德的释梦方法主要聚焦于探索梦如何表达个体所压抑的童年经历或愿望。当今的精神分析作者注意到，梦也可以用来描绘从未想到或表达过的事物，即还未成型的事物（Litowitz 2016）。以下是做梦者的自我所使用的防御机制，在试图解读梦的含义时依然有用。

- **凝缩**　这种机制体现为，在一个显梦梦境中结合了多个愿望、感受或冲动。例如，一个梦中的人物可能拥有一个人的秃头、另一个人的胡子和第三个人的衣服。与这三个不同个体相关的感受可能被伪装了，只有通过对梦的心理治疗工作才能清楚明了。

- **置换**　在这种机制中，与一个人相关的情感强度可能被转移到另一个人上，从而变得更能被做梦者的自我所接受。例如做梦者认为不应该对自己的治疗师有性幻想，所以这种感觉会被转移到患者生活中的另一个人身上。

- **象征性表征**　这种梦境伪装机制涉及使用一种简单具体的感官形象来表示一系列复杂的、可能备受指责的情感。例如，弗洛伊德（1900/1953）认为花是女性生殖器的常见表征。房屋内部则可以指代人的心理世界。然而，弗洛伊德也强调大多数梦的符号被每个做梦者独特地使用，其无意识意义只能通过倾听患者自由联想的材料来发现。随意解释梦的符号的意义，就像在超市收银台旁边的出版物里能找到的那种，是毫无价值的。象征性表征的一个特殊例子是提喻（synecdoche），即用部分象征整体。例如，在提到帆船时，人们可能会说，"我今天在海面上看到至少 15 张帆"，这句话表示有 15 艘帆船。这种方法常常出现在通过部分表征整体的梦中。

- **次级修正**　置换、凝缩和象征性表征是原始认知模式的特征，弗洛伊德称之为**初级过程**。自我更高级、更理性的部分负责将这些原始的元素组织成为更连贯的框架。这个过程就被称为次级修正，做梦者在这个过程中努力将梦中非理性的、怪异的成分编辑成一个合理的故事。即使做梦者醒来后就开始回忆或写下梦的内容，以便在治疗中讲述，在他们试图将梦的内容组织连贯的过程中，梦的篡改就悄然发生。因此，患者在心理治疗过程中口述的梦境往往与真实内容有极大出入。

弗洛伊德提出的另一个重要概念是**日间残留物**（the day residue）。白天发生的事会以伪装的形式出现在梦中。电影《绿野仙踪》（*The Wizard of Oz*）中多萝西的梦里，她在龙卷风出现前偶遇的三个农场工人分别伪装成稻草人、铁皮人和胆小的狮子三种形象出现，而古尔奇小姐则变成了邪恶的西方女巫。当对梦进行理解和解释时，心理动力学治疗师经常与患者协作寻找日间残留的元素。

释梦技术

心理动力学治疗和精神分析的一个核心概念是，理解梦需要基于患者对梦的联想。治疗师应该避免采取无所不知的态度，避免在没有先倾听患者对梦的想法前就告诉患者他的梦意味着什么。因此，有效的释梦方法应当是在患者讲完后提问，"提到梦的时候，你想到了什么？"有时候，显梦的内容非常直白地描绘了患者生活中的一个主要问题，以至于似乎没有必要让患者对梦进行联想。尽管如此，明智的做法仍然是在倾听患者对梦的联想后，再做出解释。通常来讲，患者的联想会将梦引向一个意想不到的方向。特别的是，治疗师总是希望联想能够阐明做梦者是如何将隐意转换为显意的。

在与梦相关的心理治疗工作中，总是会出现很多阻抗。患者可能会将治疗师视为预言家，认为他们不需要患者的帮助就能辨识梦的真实意义。也有一些患者可能会说他们无法联想，只是期待治疗师能像电视里的通灵人一样对梦做出解释。在这样的情形下，治疗师需要提醒患者，心理治疗是需要合作努力的，没有患者的帮助，治疗师是无法释梦的。而高竞争性的患者可能会以抢先阐述自己对梦的解释而不是进行自由联想的方式来攻击治疗师。这类患者可能会以一种极具控制性和极度理性的方式对每一个符号进行阐释，以避免放下防御并避免让他们的心灵在自由联想里徜徉。梦的工作中，第三种常见的阻抗形式是患者在联想中回避了那些高度紧张的梦的意象。这种回避经常发生在梦中对治疗师的描述上，治疗师可能需要特别询问患者，这些被回避的意象让他们想到了什么。实际上，一个技术上常用的策略是直接询问患者那些从治疗师的角度来看似乎有关的梦的意象。

梦本身也可能用来作为对心理治疗的强有力阻抗。我们偶尔也会遇到整个治疗中都在描述梦的患者，以至于治疗师没有时间和患者一起对梦进行工作。这样的患者可能会从一个梦跳到另一个梦，不能停下来对梦的材料进行联想，因此治疗师疲于追踪各种梦和梦中描述的内容。又或者梦可能在治疗结束时以"退场白"的方式被提出，于是治疗师就没有时间去分析梦了。总之，梦既可以是通往无意识的康庄大道，也可以是绕开无意识的**弯路**。

心理治疗中与梦的工作相关的一些临床案例说明了上述一些概念。

　　M 女士 27 岁，正在接受 N 医生每周 2 次的心理动力学治疗。M 女士有一个 32 岁的姐姐，她一直觉得姐姐是父亲的掌上明珠，因此她和姐姐之间充满竞争。她的姐姐和父亲一样是医生，她却在完全无关的领域工作。M 女士渴望得到父亲的关注，但总觉得自己竞争不过姐姐。在周末回家过完感恩节之后，周一早晨 M 女士回到治疗室，描述了周日晚上自己做的一个梦。梦中，患者出现在一栋房子里，听到另外一个房间传来声音。她走进去，发现姐姐和父亲一起躺在床上。然后她惊醒过来。

　　治疗师询问 M 女士对自己的梦有什么想法。M 女士先是沉默了一会儿，然后回应道："没什么联想。"N 医生对她的尴尬情绪表示了共情，宽慰说："即使是做梦，想象自己的父亲和姐姐之间有乱伦关系也是非常令人不安的。"这种共情的宽慰使 M 女士感到被理解，她也因此打开心扉，开始联想："和你讨论这个话题**确实**很尴尬。不过，在某种程度上我对自己做的梦并不惊讶。"N 医生问，"为什么？"M 女士解释道："昨晚父亲带我和姐姐去机场，这样我们就可以赶上回家的航班了。父亲先是拥抱并亲吻了我的脸颊，然后拥抱亲吻我的姐姐，而她竟然直接回吻父亲的嘴唇。这真的太令人难以置信了。他们看起来就像一对情侣。"毫无疑问，是 M 女士联想到的日间残留物诱发了这个梦。N 医生接着说："这看上去几乎是他们一起'上床'了！"M 女士回复道："但是在梦里，他们并**没有**发生性行为。"此刻清醒的自我发挥其强大的防御力量来救援，以确保梦中描述的不可接受的事没有看起来那么糟糕。N 医生进一步解释道："我明白你的意思，但有时你确实觉得被排斥在他们关系之外，就像他们一起待在父母的卧室里，你却站在外面看着。"M 女士继续联想道："整个感恩节周末，他们不停地谈论医学。我觉得我没办法融入他们，我想我妈妈也是这样想的。就好像他们才是一对夫妻，我们其他任何人都被排除在外。我很恨自己这样说，但我确实一直很嫉妒我姐姐。"N 医生回答说："也许，有一部分的你希望和父亲一起躺在父母卧室床上的是你，而不是你姐姐。"M 女士点了点头，难为情地承认自己一直想成为父亲的最爱。

　　在上述这段梦的工作中，患者采用置换机制掩饰了自己想拥有父亲并战胜姐姐的愿望。和父亲一同待在床上的是她的**姐姐**，而不是她。她白天的经历也成为掩盖自己愿望的有力工具。正是因为 N 医生和 M 女士在数月的治疗过程中建立了强大的治疗联盟，他才能够在治疗中反复修通这同一主题的基础上，帮助 M 女士看到这个置换。在梦中，姐姐也可能是 M 女士的**母亲**的替代，而母亲才是她博取父亲关注的第一个对手。然而，这种解释与 M 女士意识上的领悟相去甚远，所以 N 医生选择对此闭口不言。

　　另一个例子阐述了象征性表征的机制，尤其是提喻法。

　　O 女士 42 岁，她在儿子死于肌肉萎缩症后前来寻求心理治疗。O 女士是一个坚强的女性，她积极参加当地的肌肉萎缩症组织，并坚信帮助他人可以使自己免于体验丧子的痛苦，以此来防御哀伤。不过，当谈及自己的孩子时，她有时还是会忍不住流泪，但当这些感受让她不舒服时，她就会逃避。

　　一天，O 女士来接受治疗，说："我昨晚做了一个梦。我不知道该怎么去理解它。这是个很短的梦。我看着自己的指甲全断了。"治疗师问她，当想到指甲断了的画面时，她的脑海里浮现出了什么。O 女士稍做犹豫，然后说，在儿子生前的最后一段日子，她必须频繁地为儿子更换床单，过程中就经常会弄坏指甲。她反思说自己非常荒唐，在儿子弥留之际，居然还在担心指甲断了这样微不足道的事。治疗师转向对梦的意义的理解，说："从某个方面来说，指甲再断是一件好事，这可能意味着你儿子还一直活在你心中。"O 女士听了后默默地流泪。

　　O 女士自丧子之后一直试图避免失控的哭泣和过度的悲伤。她的梦描绘了一个被伪装的愿望。断裂的指甲是一种象征性表征。提喻意味着意象使用部分来代表整体。断甲对 O 女士具有特殊的意义——即她的儿子还活着，她仍在为他更换床单，儿子重生的愿想成真，这样她就可以全身心地投入孩子身上而不再陷入悲伤中。这个梦境还表达了 O 女士的另一个愿望，那就是用不同的方式重新经历儿子在世的最后几周——这一次她不会再关心指甲断裂的事，而是全身心地、充满情感地投入儿子身上。

在上述这些案例中，治疗师将患者的显梦解释为隐梦的伪装版本。但这个工作只是冰山一角，因为我们很少能探索梦的深处并找出产生梦的意象的众多决定性因素。在莎士比亚的《仲夏夜之梦》（第 4 幕，第 1 场）中，博顿（Bottom）从他非凡的梦境中醒来后说："这个梦将被称为'博顿之梦'，因为它没有底（bottom）。"梦是没有底的，因此我们不能期望识别任一梦境中所有层次的隐含意义。通常我们能找出一个梦中对患者而言最有意义的内容就满足了。

幻想

美国作家 Ursula K.Le Guin 曾经观察到："我们喜欢认为自己生活在白日，但世界有一半时间总处于黑暗；幻想，就像诗歌一样，使用的是夜晚的语言"（Le Guin 1979）。夜晚的语言——梦——的确与白日幻想的语言密切相关。两者都能带领我们从现实进入能实现愿望的心灵深处，在那里，生活就像我们想象的那样。但是，白日梦可能比夜晚的梦更加令人尴尬和羞耻。许多患者宁愿与治疗师分享前一天晚上的梦，也不愿讲述治疗开始前几分钟做的白日梦。患者似乎对白日梦更有责任感，因此在与治疗师分享白日梦时，他们感到自己隐秘的恐惧、愿望、缺陷和冲突都变得透明了。

幻想是我们适应现实中种种令人失望的情境的主要方式之一（Person

1995）。幻想常常能为我们现实生活中那些痛苦的、未能实现的愿望提供替代性满足。它们可以在我们未能达成愿望时提供安慰，也可以治愈我们过去的伤痛。

　　一个 16 岁的男孩经历了青春期的自恋受挫。体育课上，学生组队进行竞技体育活动时，他最不受欢迎。和班上的其他男孩相比，他觉得自己肢体不协调并且更加羸弱。他担心因为自己运动能力差，女孩们都不会对他感兴趣。为了弥补这种令人痛苦和屈辱的现实情况，他从阅读的超人漫画书中发展出了大量的幻想。他幻想自己通过与某些超自然人物，如精灵或仙女的神秘接触，被赋予超人所具备的全部力量。在他的幻想中，他可能会出现在奥运会选拔赛上，并在多项竞赛项目中创造出惊人的世界纪录，最终登上《时代》杂志的封面。他还幻想当他在奥运会比赛中获得一枚又一枚的金牌时，体育课上的那些男孩都目瞪口呆地看着电视。

　　白日梦和**遐想**经常被用作**幻想**的同义词，但是它们仅代表了幻想的一个亚型。遐想和白日梦通常是有意识的。它们常常包括一定的故事情节并具备强大的心理功能。就像这个缺乏运动技能例子中的少年，他的白日梦帮助他承受了每次体育活动中自己都最不受欢迎的创伤，并且，通过开心地想象同伴在电视里看到他出现在奥运会上时的反应，他获得了报复的快感。生活中，当我们觉得快乐被剥夺时，幻想也能提供一种成就感和满足感。尽管白日梦和遐想是私人的，但它们常常以超乎我们理解的方式强烈地影响着我们的生活。它们可以是共同文化幻想的一部分，也可以是非常独特和私人的（Person 1995）。

　　然而，其他幻想是无意识的，可能只有在心理治疗过程中才会浮现出来。事实上，无意识幻想是精神分析的核心概念之一，它起源于弗洛伊德的早期著作，并在该领域不断发展（Bohleber 2015）。在对治疗师的移情中，多数发生的事都与无意识幻想有关。例如，患者可能会试图以任何可能的方式取悦治疗师，希望自己最终能够从治疗师那里得到童年时未能从父母那里得到的爱和欣赏。一些患者会进行无情的自我批评，并为自己的缺点而自责，（通过这种方式）无意识地希望治疗师评价自己的许多积极品质，以抵消自责（Cooper 2010）。如果检验治疗师对移情的解释，那么其中许多解释将以下面的方式发挥作用：它们将患者的无意识幻想变得清晰，而这些幻想是构成患者与治疗师或其他人建立关系的性格模式的基础（Erreich 2015）。然而，还有些时候，主要幻想出现在治疗之外患者当前生活的主题中。

P先生，52岁，在接受治疗前约18个月时他离婚了。他告诉治疗师，时至今日他仍然沉浸在悲伤中。他焦虑、抑郁、几乎动弹不得。治疗中，P先生谈及自己的悲伤情绪，一段时间后他的治疗师意识到他或多或少地"卡住了"，无法从被前妻抛弃、备受委屈的情绪中挣脱出来。对于家里任何与前一段婚姻有关的迹象，P先生都无法释怀。他的前妻搬进了其他公寓，P先生却一直住在之前两人共同的家里。尽管床头柜已搬走一个，但他还睡在他们之前的床上。P先生还在各处保存着前妻的照片和纪念品。有一天，他的治疗师指出，他也许对前妻会回来继续和他住在一起抱有幻想。P先生说，他与前妻自离婚后没有再联系，并且前妻也没有任何和解的尝试，但他确实期待这种可能。在治疗师的帮助下，P先生关于与前妻和好的无意识幻想开始浮出水面。幻想的一部分是，前妻在看到他正在遭受的痛苦和如此停滞不前时，会对他产生同情。如果前妻对他感到足够多的愧疚，她也许会回来照顾他。P先生还认为，前妻离开他的主要原因是他缺乏"赚钱能力"。他开始幻想，如果他能找到一种方法赢得州彩票的大奖，就能用一张大额支票向前妻再次求婚恳请她回家。因此，在他瘫痪一样停滞的表象之下是一种强大的幻想，这种幻想助长了他停滞不前的动机。

如果前妻能看到他有多痛苦，也许她会重新回到他的身边。同时，他幻想也许能中彩票，通过保证给她荣华富贵而吸引她回来。

P 先生的幻想很大程度上涉及治疗之外的人。一些无意识幻想只有通过对移情愿望进行仔细理解才能发现，而这些愿望最初并不明显。而一些关于治疗师的幻想可能会被隐藏很长一段时间，因为他们害怕这种幻想一旦被发现就永远不会实现了。Sidney Smith（1977）描述了一种**金色幻想**，这种幻想即使不是处处可见，也在许多精神分析和长程心理动力学心理治疗的案例中出现。简而言之，它是一种"希望在一段神圣的完美关系中满足自己所有需求的愿望"（p. 311）。这种特殊的幻想可能是心理治疗工作中的一种强大阻抗。某些患者与治疗师建立关系，就好像治疗师能够关爱和照顾他们，从而为他们解决所有的问题。他们可能会感兴趣地倾听别人的洞察，但很少将洞察内化，或者将反思落实到日常生活的变化上。又或者是，他们可能对洞察并不感兴趣，他们只是做了一切能做的事来确保获得治疗师的爱。

当揭露并公开审视这类幻想时，我们会发现它的一个主要特点是，幻想世界里总会有一个特殊的人能满足患者的所有需要。患者幻想自己处于一个完全被动的状态，不需要付出任何努力也能得到他人全面的照顾。患者常常执着于这种幻想，认为放下这种幻想就是放弃自己的意义感，并会使自己落入一种绝望的可怕境地。如果对这种幻想进行探索，治疗师通常会发现患者将其视为童年时期失乐园的象征。就好像这种无微不至的照料曾经真实存在（即使这不太可能），如果患者表现良好，就能再次进入这种"天堂"。当幻想被识别和阐述，患者往往会产生一个重要的哀悼过程，这个过程在长程心理动力学心理治疗中会规律性地出现。在治疗过程中，当患者逐渐学会从幻想中挣脱、立足于现实世界时，各种梦、幻想和愿望也逐渐减少。此外，在心理治疗过程中，患者也学会在生命全程中正视幻想的价值及其适应性的、有用的方面。

性幻想的作用

在被问及幻想时，许多患者认为治疗师指的是**性**幻想。在流行的用法中，**幻想**一词确实暗含性幻想的含义，而且患者可能对任何与治疗师有关的幻想感到特别尴尬。因此，当这一术语被用于心理治疗时，需要进行教育性干预以澄清幻想的具体含义。

性幻想在人类心理生活中起核心作用。Stoller（1979）强调性幻想是我们在心理治疗中需要探索的对象，因为性幻想中的主题远远超越了性本身。性幻想往往是通往个体过往经验中内部客体关系、无意识冲突、自恋受挫和创伤经历的窗口。正如 Stoller（1979）所说，"白日梦的作用是陈述一个伪装的问题然后解决它，而问题和解决方案分别是兴奋性能量流的两极"（p. xi）。

和许多其他白日梦一样，性幻想，尤其是那些伴随着手淫或与他人发生性关系的幻想，往往令人感到羞耻和尴尬。虽然性幻想间的差异很大，但每个成年人都有自己特定的性模式，Person（1980）称之为**性印迹**。

性印迹可能符合个体的个性风格，也可能与个体通常的行为和人际交往模式大相径庭。性幻想的对象可能是异性、双性或同性，也可能涉及某些特殊的地点或多个对象。性幻想中的一些兴奋点可能令个体感到羞耻，通常个体在与心爱的伴侣发生性关系时的幻想是深层羞耻的来源，因为它与床上实际发生的情况极为不同。成年人所拥有的性印迹通常都起源于权力和快乐的主题，这些主题与早年生活经历有关，也涉及性别和快乐相关的冲突（Person 1995）。幻想可能是人达到性高潮的必要条件，或者至少是其他性活动的辅助条件。

性幻想可能被认为是不可接受的或"政治不正确的。"因此，患者可能希望在整个治疗过程中隐瞒它们，这样他们就可以避免因为暴露自己的秘密愿望而带来的羞耻感。例如，在一项对 193 名大学生的研究中，30% 的女生和 31% 的男生承认他们有 "在性活动中被捆绑或束缚" 的性幻想（Person et al. 1989）。患者通常难以接受这种幻想，治疗师必须相当机智地处理他们的这种恐惧心理。有些患者可能会因为羞耻感而从不在心理治疗过程中讨论他们的性生活或幻想。治疗师可以对揭露这些内容引发的焦虑进行工作，但有些患者可能极不情愿，并且永远不会和治疗师讨论他们的性生活，因为他们害怕自己会因为分享最私密和最可耻的幻想而受到羞辱。

许多其他患者更容易谈论他们的性幻想，并希望在探索幻想的过程中更加了解自己。通常，性幻想为个体在实际亲密关系中感到的绝望提供了希望和补偿。性欲化可能可以将具有破坏性、需求和烦躁不安的感受转化为兴奋和快感（Coen 1992; Gabbard 1996）。

Q 女士 42 岁，出身于一个极其虔诚的宗教家庭，在她整个童年期、青春期和成年早期，她一直表现出完美的行为举止。然而，十年来她的丈夫对她毫无性方面的兴趣，为此她已经濒临绝望，因而来接受治疗。她做了丰胸手术并聘请了一个私人教练来塑形。这一切都无济于事，她的丈夫仍然很少关注她。然而，在与私人教练相处的过程中，Q 女士开始迷恋对方，并产生了许多与对方相关的性幻想。Q 女士尤其喜欢将他幻想成一个 "坏男人" 的念头。她想象着自己和私人教练一起做一些她丈夫绝不会做的 "肮脏" 事情。之后 Q 女士买了一辆黑色悍马车，逐渐地发展出一个新的身份认同，这个身份与悍马车和对私人教练的性幻想密切相关。她向治疗师解释说，买悍马车是因为这种车代表了 "自大和好斗。" 她还说，驾驶着这辆车的时候，她有一种至高无上、无人可敌的错觉。Q 女士顺便提到在海湾战争后的 20 世纪 90 年代初，悍马车就已经流行起来了。她还说，当她驾驶着悍马车在家乡路上兜风时，她总会产生一幅清晰的性幻想画面，即她投入私人教练的怀抱，并和对方在车后座上春风一度。

Q女士的幻想具有多种功能。首先它明显地补偿了她在家庭性生活中不被重视的经历。同时，性幻想还提供给她一种总会找到一个认为她性感迷人的男人的希望。通过对"坏男人"和驾驶悍马车的选择，Q女士也解除了极端宗教家庭生活带给她的重重约束感，实现了她追求狂野和冒险以及不受家庭义务或宗教信仰束缚的梦想。

幻想的治疗方法

由于幻想无处不在，因此治疗师在整个治疗过程中必将会沉浸在患者各种有意识和无意识的幻想中。患者对过往经历的叙述能帮助治疗师了解患者试图通过当前对他人的幻想来克服什么。对恋人、同事、孩子和老板的期待为患者当前使用的关键幻想提供了丰富的来源。同样地，当治疗师与患者讨论有关治疗的期望时，许多与治疗师能够做什么或应该做什么有关的移情幻想就会浮现出来。

幻想与Luborsky（1984）所说的**核心冲突关系主题**有着紧密联系。这类主题通常涉及某种类型的需要或愿望，而这些往往与自我或超我的控制功能相冲突。例如，患者可能渴望在工作中获得成功，但又担心自己雄心勃勃的奋斗行为会受到惩罚。为了解决这种冲突，患者甚至会决定不对取得成功进行尝试。因此，识别幻想的一种方式是识别愿望，识别幻想中其他人对愿望的回应以及接下来患者自己的回应（Book 1998）。

探索患者对他人的期望和失望通常提供了发现患者幻想细节的直接途径。有些患者可能会回避**幻想**这个表述，因为他们联想到性或者因为白日梦让他们羞耻。因此治疗师必须使用明智的方式探索患者的私密幻想。如果患者不愿意讨论私密的幻想，治疗师可以简单地选择接受患者的决定，并等待治疗联盟更强大后的时机。

另一种选择是通过理解其他阻抗来理解为什么患者不愿谈论幻想，如沉默或回避。动力学心理治疗师往往不会直接寻找患者阻抗行为背后的内容或"秘密"。治疗师认为阻抗有其存在的理由，所以他们探索患者向治疗师暴露自我时的焦虑情绪，而不是在言语上强迫患者揭露秘密。通常在这种情况下，当治疗师向患者解释治疗不是强制性的，而患者有权隐瞒某些信息时，会引起截然相反的效果。有些患者更乐于分享自己的幻想，因为他们认为治疗师不会过分窥淫他们或打听其隐私。此外，当治疗师探索患者对暴露其羞耻内容的焦虑时，他们经常会对治疗师可能的反应产生移情性幻想，这对于治疗师理解患者的恐惧和愿望非常有帮助。

有些患者不愿意分享自己的性幻想，因为他们认为治疗师会反对他们或者认为他们有悖常理。因此，当患者谈论性幻想或其他令人羞耻的幻想时，治疗师保持一种实事求是的态度可能会帮助患者克服认定治疗师觉得他们很可耻的想法。向患者指出是他们自己认为自己的幻想恶心并且假定（通过投射）他人和自己的想法一样，这通常很有帮助。

有时候某些幻想具有生死攸关的重要性，治疗师需要对此更积极主动地探索。比如，决定自杀的患者，可能会有一种强烈的幻想，即想象自己的自杀对其他人造成的影响。小孩子的父母可能会幻想自己的自杀会让孩子生活得更好，和这些患者探索幻想能够帮助他们提升心智化能力，并使他们认识到孩子的真实感受并不像他们所想象的那样。有些患者认为，如果不能达到过分完美主义的自我期待，自杀是唯一可行的选择（Smith and Eyman 1988）。审视他们生活中可能产生的不切实际的幻想，能够帮助他们形成更适度的自我期望。复仇幻想常常出现在计划自杀的人身上，他们有通过自杀行为来摧毁他人生活的强烈仇恨愿望。最后，重聚幻想可能会出现在自杀的动机中，自杀对那些期待与所爱之人重聚的患者可能具有很高的诱惑力（Gabbard 2014）。

关于自杀的讨论常常充满焦虑，尤其对新手治疗师。与患者坦率地讨论自杀后可能会发生什么事情，能够将话题引导至至关重要的动力学主题，从而使这些主题能被更好地谈论和理解。这些幻想暴露得越多，就越会看见更多现实可行的选择，患者因此能够认识到总有一种方法可以带着痛苦继续生活，而不是通过自杀结束一切。

总结

梦揭示了患者在清醒状态下难以用语言描述的无意识挣扎。梦的隐意可能通过凝缩、置换、象征性表征或次级修正来伪装。在与梦工作时，治疗师必须引发患者对梦的联想，并认识到梦也可能起到阻抗作用。

幻想无处不在。一些幻想能帮助我们从失望和创伤中生存。遐想和白日梦是有意识的，其他幻想很大程度上却是无意识的，需要经过治疗工作把它们带到意识表面上来。性幻想可能是通向冲突、防御和内部客体关系的窗口。强大的幻想也可能是自杀愿望的来源。

（胡华　译）

参考文献

Bohleber W, Jimenez JP, Scarfone D, et al: Unconscious phantasy and its conceptualizations: an attempt at conceptual integration. Int J Psychoanal 96:705–730, 2015

Book HE: How to Practice Brief Psychodynamic Psychotherapy: The Core Conflictual Relationship Theme Method. Washington, DC, American Psychological Association, 1998

Braun AR, Balkin TJ, Wesenten NJ, et al: Regional cerebral blood flow throughout the sleep-wake cycle: an H2(15)O PET study. Brain 120:1173–1197, 1997

Coen SJ: The Misuse of Persons: Analyzing Pathological Dependency. Hillsdale, NJ, Analytic Press, 1992

Cooper SH: Self-criticism and unconscious grandiosity: transference-countertransference dimensions. Int J Psychoanal 91:1115–1136, 2010

Erreich A: Unconscious fantasy as a special class of mental representation: a contribution to a model of mind. J Am Psychoanal Assoc 63:247–270, 2015

Freud S: The interpretation of dreams, Parts 1 and 2 (1900), in The Standard Edition of the Complete Psychological Works of Sigmund Freud, Vols 4 and 5. Translated and edited by Strachey J. London, Hogarth Press, 1953, pp 1–625

Gabbard GO: Love and Hate in the Analytic Setting. Northvale, NJ, Jason Aronson, 1996

Gabbard GO: Psychodynamic Psychiatry in Clinical Practice, 5th Edition. Arlington, VA, American Psychiatric Publishing, 2014

Hobson JA: The Dreaming Brain. New York, Basic Books, 1988

Le Guin UK: The Language of the Night: Essays on Fantasy and Science Fiction. New York, Putnam, 1979

Litowitz BE: Road trips on the Via Regia: introduction to Levy and Finnegan. J Am Psychoanal Assoc 64:9–12, 2016

Luborsky L: Principles of Psychoanalytic Psychotherapy: A Manual for Supportive Expressive Treatment. New York, Basic Books, 1984

Person ES: Sexuality as a mainstay of identity, in Women—Sex and Sexuality. Edited by Stimpson CR, Person ES. Chicago, IL, University of Chicago Press, 1980, pp 36–61

Person ES: By Force of Fantasy: How We Make Our Lives. New York, Basic Books, 1995

Person ES, Terestman N, Myers WA, et al: Gender differences in sexual behaviors and fantasies in a college population. J Sex Marital Ther 15:187–198, 1989

Reiser MF: The dream in contemporary psychiatry. Am J Psychiatry 158:351–359, 2001

Smith K, Eyman J: Ego structure and object differentiation in suicidal patients, in Primitive Mental States of the Rorschach. Edited by Lerner HD, Lerner PM. Madison, CT, International Universities Press, 1988, pp 176–202

Smith S: The golden fantasy: a regressive reaction to separation anxiety. Int J Psychoanal

58:311–324, 1977

Solms M: Dreaming and REM sleep are controlled by different brain mechanisms. Behav Brain Sci 23:843–850, 2000

Stoller R: Sexual Excitement: Dynamics of Erotic Life. New York, Pantheon, 1979

第8章

反移情的识别与处理

R医生是一位29岁的女精神科住院医师，她与患者S女士在她的办公室进行第一次面谈。S女士54岁了，她看上去比较年轻，也很有魅力，说话风格很戏剧化。她的语速很快，讲话内容显得过于琐碎，因此当她向R医生讲述自己的生活史时就显得有些散漫。她对自己的感受和处境有诸多抱怨：丈夫工作不够努力；两个已成年的女儿忘恩负义；自己一直有经济困扰。S女士说她曾去过一个愤怒管理诊所，在那里她在表达对母亲的愤怒时砸坏了一把椅子。她问R医生是否可以帮她"弄清愤怒的真相"，R医生还没开口，她又说道："我觉得你可能帮不到我——连上帝都不爱我。"

R医生对S女士的最初反应是感到窒息和不知所措。她发现自己很难跟上S女士的思绪。R医生还发现，想打断S女士或者插一句话非常困难。在第一次面谈即将结束时，R医生发现自己不知道该从哪里入手，并且真的怀疑自己不能帮助到S女士。

随着每周一次的治疗持续进行，S女士更多地表达了对丈夫的不满。她说他最近接受了血管成形术，但那"没什么大不了的"，她说这怨不了别人，因为他从不做运动，饮食习惯也很糟糕。她谈论了很多关于母亲不搭理她的事情，又提到她的两个女儿似乎也对她或她的痛苦不上心。S女士在说这些时就好像 R 医生已经知道了她的生活细节一样。她频繁地提到一些名字又不做任何解释。R 医生开始觉得自己似乎只是 S 女士的一个回声板（sounding board）。她发现自己难以打断 S 女士，并让她对这些名字进行说明。R 医生想进一步获取信息的努力很少如愿，因为 S 女士一直在东拉西扯，似乎她并不真正在意 R 医生是否知道她到底在谈论谁。R 医生开始觉得自己被利用了。她觉得 S 女士并没有真正想要接受治疗，只是希望有人不加批判地接受她的观点，并对她在家人和其他人身上遭受的所有虐待表示同情。R 医生开始对与 S 女士的每次面谈都感到恐惧，她发现自己在治疗中常常走神，想到计划要为晚餐准备的东西、有关保姆的事以及正在开展的一项研究项目的细节。当她的思绪回到 S 女士身上时，R 医生的脑海里突然冒出一个想法，S 女士的谈话方式让她想起了她母亲前一天晚上在电话里对她说话的方式。R 医生发现这个想法让自己很不安，于是她很快就将注意力转移到 S 女士的叙述内容上了。

R 医生的困惑——即她被患者引发的情绪反应——我们应该都很熟悉了。如本书第 1 章"核心概念"所述，心理动力学治疗的一个核心概念就是，咨询室里存在两个主体——有人说是"两个患者"。在心理治疗的过程中，相互作用着的两个复杂的人会一直相互影响，激起彼此各种各样的感受。

因此，反移情是一种普遍存在的现象。就如同科胡特的自体心理学将自恋普遍化一样，精神分析理论从一人心理学到二人心理学的转变也将反移情看成了治疗师日常工作中有用的一部分。弗洛伊德最早对反移情的解释，即所谓的**狭义观点**，是带有轻微贬义的——他认为反移情因治疗师未解决的个人冲突而产生。这种含有贬义的论调现在被认为已经过时了。我们在第 1 章提到过，弗洛伊德的狭义观点只是反移情的一部分。目前，大多数理论流派对反移情的普遍观点是，反移情实际上是由患者和治疗师共同创造的（Gabbard 1995）。换句话说，治疗师将自己过去的经历带入了二人空间，而患者也**引发**（induce）了治疗师的感受。

　　如果将这些概念应用到 R 医生和 S 女士的案例中，我们就会发现 S 女士在以一种特定的方式与 R 医生建立关系。S 女士通过不允许 R 医生讲话的方式来控制谈话，东拉西扯、漫无边际地讲述别人如何对她不好并向 R 医生施加压力，要求 R 医生不加思考地接受她的观点。R 医生发现自己在谈话中难以给出有用的评论，以允许自己进入双向交流中，因此她开始不知所措，产生无用感和挫败感。和许多自恋型患者一样，S 女士只有一个发送器，而没有接收器（Gabbard 2014）。这种将另一个人当作一个回声板的方式引起了 Kernberg（1970）所说的"卫星式存在"。R 医生对治疗失去兴趣以及对和 S 女士谈话产生恐惧的反应是完全可以理解的。此外，R 医生的反移情也表明 S 女士已经在和 R 医生之间的关系中重新创造了自己的内部世界。S 女士描述了一个对她冷淡的母亲和两个对她缺乏关注的女儿。她形成了对这些内部客体的表征，然后通过投射性认同的方式在心理治疗的过程中将其外化。R 医生认同了那些被 S 女士投射出来的对她漠不关心的客体，并开始像 S 女士内心中的表征那样来感受与表现。然而，R 医生也将自己过去的经历带入了治疗中，表现为她对自己与母亲的电话交谈和治疗之间的相似性进行了短暂思考。R 医生意识到 S 女士与她母亲年龄相仿，并且两个人在个性上也具有某些共同点。R 医生可能想忽略 S 女士，就像她有时想忽略她母亲一样。R 医生在治疗过程中出现的那些联想表明，在她的内心中存在着自体和客体表征，它们充当着便利的"钩子"的角色，很容易"钩住"S 女士投射出的内容。通过仔细分析自己的感受，R 医生开始理解，她正在体验其他人（例如 S 女士的女儿们）与 S 女士谈话时的体验。

投射性认同与反移情活现

投射性认同与**反移情活现**（countertransference enactment）两个术语已经成为精神分析师和心理动力学治疗师的口头禅。两者在治疗性二元关系中有着相似的过程，但是前者是从克莱因理论和客体关系理论中衍生出来的，而后者则是从美国自我心理学家的工作中发展而来的。

英国和美国的很多心理学家对投射性认同概念的发展和演变做出了巨大的贡献（Bion 1962a, 1962b; Gabbard 1995; Klein 1946/1975; Ogden 1979, 1982, 1992; Rosenbeld 1952; Scharff 1992）。目前主流对投射性认同的定义涉及两个步骤：第一，个体将一个自体表征或客体表征（通常伴随着一种情感状态）无意识地放置到另一个人身上并投射性地否定；第二，投射者运用人际间的压力来推动另一个人体会或无意识地认同这种被投射出来的自体或客体表征（图 8-1 和 8-2）。第一个步骤是一种移情，而第二个步骤我们可以认为它是反移情。

如果是在心理治疗的情境中，那么还会有第三个步骤。治疗师作为投射的接受者，**涵容**（contain）并**容忍**（tolerate）了这个有问题的自体或客体表征以及伴随而来的情感，处理投射的内容并允许投射者接收自己投射的内容（以某种变体）或让患者再内摄（见图 8-3）。Brown（2012）、Ferro（2009）和 Ogden（2007）等人在对反移情概念的最新研究中强调，治疗师对投射到他或她身上的东西的反应实际上可能具有治疗意义。换句话说，患者发现，治疗师能够容忍自己觉得根本无法忍受的困难的内在状态。当患者接收到自己投射出去的内容时，自体或客体表征以及伴随的情感在一定程度上被修改了，这样经过一段时间后，患者的内在客体关系就慢慢发生改变。Ferro（2009）强调，治疗师的主要任务是采取一种接纳的、可以转换的立场。换句话说，治疗师必须开放地去体验患者需要他或她体验的东西。在遐想状态下，治疗师能够帮助患者忍受那些似乎无法忍受或无法想象的感受。

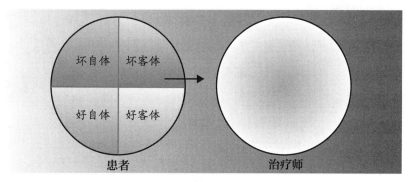

图 8–1　投射性认同——步骤 1

患者否定并将坏的内在客体投射给治疗师。

来源：Reprinted from Gabbard GO: *Psychodynamic Psychiatry in Clinical Practice*, 5th Edition. Arlington, VA, American Psychiatric Publishing, 2014. Used with permission.

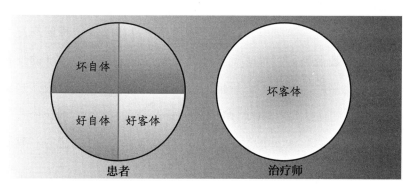

图 8–2　投射性认同——步骤 2

为了应对患者施加的人际关系间的压力，治疗师开始无意识地像被投射的坏客体那样去感受和行动（投射性反认同）。

来源：Reprinted from Gabbard GO: *Psychodynamic Psychiatry in Clinical Practice*, 5th Edition. Arlington, VA, American Psychiatric Publishing, 2014. Used with permission.

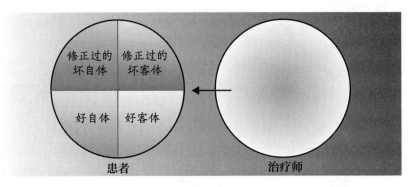

图 8–3 投射性认同——步骤 3

治疗师涵容并修正了被投射的坏客体，然后被患者再次内摄和吸收（内摄性认同）。

来源：Reprinted from Gabbard GO: *Psychodynamic Psychiatry in Clinical Practice*, 5th Edition. Arlington, VA, American Psychiatric Publishing, 2014. Used with permission.

　　根据广泛共识，投射性认同有赖于人际间的压力或"轻轻的推动"而产生，它并不是一种神秘或超自然的精神交流，因此，治疗师产生的反移情必定被视为由患者轻轻推动并以某种方式被触发的一种潜在结构。治疗师先前存在的冲突、防御以及内在客体关系的性质将决定投射和接受者之间是否合适。甚至当治疗师感觉反移情像是一种强烈席卷自己的外在力量时，实际上还是因为治疗师被压抑的充满情感的自体或客体表征被患者的人际压力激活了。因此，治疗师日常熟悉的、连续的自体感被那些压抑的部分的出现所扰动。Symington（1990）将这一过程描述为患者"欺凌"治疗师要用他的方式来思考，而不是用治疗师自己的方式。

　　治疗师们可能逐渐察觉到，当他们表现得不像自己时，就是投射性认同在起作用了。他们可能会变得异常愤怒、不同寻常地宽容、感觉到乏味或过度地想知道他人的隐私。当"我不像原本的我"这种感觉出现时，治疗师应当仔细考虑他们与患者之间正在发生的变化。

　　有时，反移情的表现会隐蔽得多。就像移情一样，反移情也是无意识的，至少在最开始时是无意识的。因此，治疗师只能通过各种各样的行为来察觉他们的反移情。他们可能会忘记一次治疗；回个电话或写些东西使患者多等了 5 分钟；发现自己在患者说话时握紧了拳头；或者发现自己在见患者的当天穿着特别。所有这些行为都可能是反移情没有被察觉的征兆。

投射性认同可以包括自体表征和客体表征的投射。当治疗师认同被投射的那部分自体时，这个过程通常被称为**一致性反移情**（concordant countertransference, Racker 1968），它与共情密切相关。如果治疗师认同被投射的客体表征，该现象称为**互补性反移情**（complementary countertransference, Racker 1968）。以一个在童年时受过严重虐待的成年患者为例。在该患者的内心有一个施虐者的客体表征以及一个受虐者的自体表征。在治疗过程中，治疗师有时可能会像那个客体一样，对患者发怒或在言语上攻击患者。而有的时候，患者可能会变得非常愤怒并对治疗师要求很高，治疗师则表现得像个受害者，此时治疗师认同了患者的自体表征，而患者则认同了她自己内心中那个施虐者的客体表征。

治疗师面临的挑战是，识别出来自患者和治疗师的特殊组合构成的特定反移情。投射性认同会非常强烈，以致治疗师可能感觉被患者的投射所支配而无法清晰地思考（Schafer 1997）。因此，可能需要很长时间来处理正在发生的事情。在很多时候，这种治疗中所产生的强烈情感，只能在治疗的**间隔期**内才能被搞懂。

我们经常认为投射性认同通过涵容的过程产生作用；也就是说，治疗师从思考患者的想法到思考自己的想法（Gabbard and Wilkinson 1994）。在涵容过程中，治疗师进行多个不同的活动。他们并不是简单地忍受患者对他们思考的无意识攻击。他们仔细地整理出来自自己的反移情和患者移情的内容，并认真思考它们正如何重建患者的内在客体关系。他们也会试图回到理想的二元状态，在这种状态下，他们会与患者一起活现一些事情，同时也在观察他们自己。他们也可能进行自我分析，反思自己内心的冲突是如何被该患者重新激活的。他们可能会在开口之前用沉默来解释正在发生的现象。最后，他们可能只是让患者进行澄清，来帮助患者整理他们自己的移情－反移情发展的体验。

　　并非所有的治疗师都会对同一个患者产生相同的反移情反应。治疗师身上的"钩子"这一概念以及患者与治疗师之间的契合度表明治疗师的内心世界在一定程度上确定了患者的移情反应的性质。Ogden（1983）得出以下结论："投射性认同具有内在客体关系（即移情）外化的普遍特征。外在客体被列为内在客体关系外化的一个参与者，其程度是可变的"（p. 236）。因此，某些治疗师可能不会像其他治疗师那样被特定的患者"触动"。有时，患者从一名治疗师换到另一名治疗师会改善治疗状况，因为新的治疗师与以前的治疗师相比具有完全不同的主观性，而且没那么容易被"触动"。

　　在 20 世纪 90 年代，许多美国的自我心理学家开始发表以反移情活现为主题的论文（Chused 1991; Jacobs 1993a, 1993b; McLaughlin 1991; Renik 1993; Roughton 1993）。这个词语渐渐开始具有了与投射性认同类似的含义。其基本概念是："当尝试把移情幻想变为现实时所引发的反移情反应，被称为反移情活现"（Chused 1991, p. 629）。这些活现常常被认为包含了反移情的狭义形式以及被患者诱发出来的一些东西。Roughton（1993）将此称为现实化：患者用微妙的操纵方式诱导治疗师以一种特殊的方式来行动或交流，或扮演特定的角色来满足患者的移情性愿望，抑或反过来，来防御这种愿望。

　　活现可能是患者所表现出的一种治疗内付诸行动，但美国自我心理学家强调治疗师可能也有一种相对应的治疗内付诸行动。反移情是患者和治疗师共同创造出来的，投射性认同以及反移情活现的概念支持了这个观点。治疗师的实际行为会影响患者的移情，而患者的实际行为同时也会影响治疗师的反移情。

反移情的处理

正因如此，在论及处理反移情之前，人们必须要识别出它。正如"投射性认同与反移情活现"一节中提到的，活现可能是那些无意识感觉的最初迹象。一个有关患者的梦就可能是反移情的最初迹象之一。有的治疗师可能会梦到自己对患者发火或跟患者上床，但对患者却没有任何意识上的愤怒或性的感受。不管怎样，一旦反移情进入治疗师的意识层面，涵容过程就开始了，其间要考虑到治疗师和患者的相对贡献。

然后，治疗师就有了一些关于如何处理特定反移情感受的选择，所有这些在某些情况下都可能具有治疗性。

承受反移情

温尼科特（1971）曾指出，患者必定会摧毁治疗师，而治疗师必须要能从患者的打击中挺过来，然后患者才能真正地接受治疗师的帮助。从这个角度来说，治疗师的忍耐力是让患者产生治疗性改变的一个重要因素。

所以在一开始，治疗师不需要做任何事情，只需坐在那里带着感情地听，涵容它们，最终理解它们，通过这个过程来强有力地影响患者。当患者观察到治疗师承受了他们以前认为无法承受的感受时，一个突变的过程就可能发生了（Carpy 1989）。当再次内摄那些感受和表征时，患者就能够"重新拥有"它们，而不是被淹没。

运用反移情促进解释性理解

另一种处理反移情的方法是用它们来构建对患者的内心世界的解释。如果有些东西在治疗师那里被外化和再造，那么它就反映了患者内在世界里的自体－他人的相互作用模式。让我们回到 S 女士和 R 医生的案例中：患者通过在治疗过程中再现她平时与别人建立关系的模式，提供了大量有关其外在人际关系的信息。R 医生发现在面对 S 女士时感受到自己完全是无足轻重或是无用的，在治疗中也开始走神，难以去倾听 S 女士的故事。当听到 S 女士形容她的母亲以及她的两个女儿如何怠慢她时，基于自己的反移情体验，R 医生也许已经构想出这样一些解释："我注意到你经常不给我讲话的机会，不让我与你分享我在治疗中的观察。你觉得你的女儿和母亲不理你，有没有可能是因为你没有试着去倾听她们在说什么？"

在这个解释中，最开始是治疗师觉察到了这种被拒之门外以及无法参与对话的反移情体验。因为治疗师感觉她的体验似乎与 S 女士的女儿和母亲的体验很相似，所以她提出了一个试探性的解释，即治疗过程中发生的事情与 S 女士的家庭中发生的事情是类似的。

这一处理方式有时也可能适得其反，治疗师需要谨慎地把握反馈的时机。第 4 章中就曾提到过，移情解释可能是一个高风险、高回报的方法，尤其是对那些问题严重的患者来说（Gabbard et al. 1994）。如果患者认为这些解释是治疗师试图将自己的主观想法强加到患者头上，他们就不愿意听到解释。例如，有一位治疗师越来越容易被他的一位边缘型人格障碍的患者激怒，最后他对患者说："我觉得你把所有的愤怒都投射到我身上了。"患者停顿了一会儿说："你能想出更好的办法来处理它吗？"这位患者基本上是在向她的治疗师明确表示，她需要治疗师继续扮演那个"坏客体"的角色，以便让她把自己的憎恨和蔑视的感觉都转移到他人身上。从本质上说，这位患者是通过这样的话来提醒她的治疗师，好让治疗师知道，他过早地释放了难以承受的反移情感受。

移情和反移情可以被看作一枚硬币的正反面。通常情况下，治疗师会解释说这些都来自患者，来摆脱那些让自己不愉快的感觉。但是，在患者对治疗师有强烈的负性移情的情况下——如愤怒、憎恨、嫉妒或蔑视——

解释会让患者将治疗师视为一个攻击者或迫害者，认为治疗师试图通过将自己的感觉强加给患者来伤害他们。Carpy（1989）强调，治疗师需要将源自反移情感受的解释推迟，直到患者有能力运用这些解释，这通常意味着等到他们能够在治疗师身上认识到自己的问题时。治疗师也必须将自己调整到运用解释的最佳状态。当治疗师感到被投射性认同所控制时，他们思考、反思和组织解释的能力可能会严重受损。

　　解释的时机在很大程度上取决于治疗设置和治疗的重要时刻。如果治疗师和患者同在一个**分析性空间**（analytic space）中，他们就能构想、理解和考虑解释的含义（Ogden 1986）。分析性空间的概念源于温尼科特（1971）提出的潜在空间（potential space）的概念，在潜在空间中，当患者体验到真实的移情和不真实的移情时，治疗师就会体验到真实的反移情和不真实的反移情。在双方的体验中都会产生一种"似乎"（as if）的感觉。患者可能会觉得治疗师不够公平和公正，但是同时患者能意识到治疗师"似乎"是她的母亲，而不是坚持认为治疗师和她的母亲一模一样。在分析性空间中或潜在空间中，患者有能力思考，"我和你争吵时的强烈感觉，跟我对母亲的感觉是完全一样的，但我知道实际上你和我母亲并不是同一个人，我只是将对母亲的这些感觉不公平地强加在你身上。"当患者或治疗师身上出现强烈感觉的时候，这种"似乎"的感觉就会崩溃，这会导致任何一方的感受都很难被探索。

　　通常，当解释工作被推迟到下一次治疗，治疗师和患者都已"冷静下来"，进入分析性空间的能力得以恢复。治疗师和患者都处理了他们对彼此的强烈感情，此时的氛围更有利于患者认识到他投射给治疗师的某些东西可能是不合适的。Pine（1986）用一句"趁冷打铁"说明了延后解释这一有用原则。

自我暴露的灵活运用

第 5 章"目标和治疗作用"里提到过，经过深思熟虑后，将治疗师对患者的感受进行恰当的表露，可以起到治疗作用。大多数治疗师对于公开他们的私人生活或个人问题都持谨慎态度。但是，以一种特殊的方式进行自我暴露，包括治疗师在此时此地的治疗情境下所产生的感受，可能会非常有效地帮助患者看到他们在生活中对他人的影响。

以本章开篇的案例来说，R 医生可以考虑的另一个策略是直接把她的感受告诉 S 女士。她可以对 S 女士说："我有时感觉对你而言我只是一块回声板，你似乎一点也不想听我在说什么。"这种自我暴露与面质密切相关，因为它会让患者意识到自己对待治疗师的方式。

但是，必须谨慎使用自我暴露，因为当治疗师只是想报复患者或试图让患者感到内疚时，他们很容易骗自己，自以为所说的话都是治疗性的。当治疗师决定把自己对患者的感受告诉他们时，不能忘了审视自己的动机。在帮助患者的真诚愿望背后可能隐藏着许多灰暗的想法。Greenberg（1995）表达了一些对刻意自我暴露的担忧，他指出："对于治疗中治疗师与患者的参与，总是存在着多种视角。这意味着任何揭露的内容都只是其中一个人在特定时刻的理解——永远不会……是在该主题上的定论……我并不一定有知道这些的特权，更不用说去揭示我的每一种想法或感受"（p. 197）。

在向患者透露自己的感受时，我们并不能确定自己到底在做什么，所以在使用自我暴露之前应该仔细考虑。与督导师讨论自我暴露潜在的未预见的后果通常是一个明智的选择。但是，很多治疗师往往没有机会与督导师讨论，尤其是当自我暴露是被患者用直接提问的方式所促发的时候。

然而，有些感受也许并**不**应该暴露给患者，以免给患者增加不必要的负担，或者破坏治疗师所处的、被感知为"似乎"领域的分析性空间。例如，透露自己对患者性方面的感受，对治疗来说很少有用。如果治疗师承认对患者产生了性的感受，接下来治疗师可能会觉得很难在一个象征性的层面上与患者继续谈论性感受的话题。Modell（1991）曾指出，"在现实任何一个层面的满足都会导致另一个层面的矛盾性的受挫"（p. 26）。治疗师承认对患者的性感受之后，一些本应保持象征性的事情就会变得具体化了。父亲不会告诉女儿他对她有性的感受，即使女儿可能会在与父亲的互动中察觉到这种感受。事实上，一个父亲不向他的女儿透露这种感受，使得女儿能够投入一个重要的发展任务中，包括对父亲作为一个爱的客体的复杂幻想，而父亲通过建立的边界给女儿营造了一个安全的氛围来让她这样做（Gabbard 1996）。

以此类推，当男治疗师对女患者表达了他的性感受以后，她很可能会觉得治疗环境并不像她之前认为的那样安全。如果该女患者直接询问治疗师是否对她产生了性的感受，他或许可以选择告诉她这个问题让自己很两难，通过这一折中的方式进行自我暴露。比如，可以告诉她："你的问题实在让我很为难。如果我说'不，我并没有觉得你很性感'，你可能会感到很受挫。如果我说我确实对你有性的想法，你可能会觉得这个治疗并不像你原先认为的那样安全。所以我认为最好不要回答这个问题。"

作为一条基本原则，在许多考虑到需要自我暴露的情况下，治疗师可以与患者分享他左右为难的感受，而不是直接把自己对患者的感受反馈给患者。比如 R 医生也可以对 S 女士说："我现在感到很为难，因为我感到不得不打断你才能告诉你我所观察到的情况。但是另一方面，如果我什么也不说，我会觉得我对你没有任何帮助。对于这种困境，你有什么想法吗？"

各种各样的反移情

拯救幻想

　　拯救患者的愿望在那些选择成为心理治疗师的人中是普遍存在的。我们都希望可以改善患者的生活，尤其是某些患者会以一种特殊的方式触动我们的心弦，使我们主动地卷入对他们的拯救，即使有时候这种愿望可能已经让我们脱离了纯粹的心理治疗的角色。某些类型的拯救愿望作为一种反移情可能会被治疗师完全忽视，因为这个愿望或想法与治疗师认为自己是救治者这一观点非常一致。例如，治疗师为挽救自杀的患者所做出的英雄主义行为，可能会让人觉得这个治疗师非常有职业道德、非常关心患者，并且是完全正当的。如果一个治疗师在这种情况下开始整晚接听患者的电话，将后续治疗都延长 20 或 30 分钟，并声称会永远爱这位患者，那么他就需要思考这种拯救患者的努力是不是由于强烈的反移情困境而已经处于失控状态。

　　很多的反移情幻想实际上是与特定的移情幻想密不可分地联系在一起的。举例来说，心怀金色幻想（golden fantasy，在第 7 章"梦和幻想在心理动力学心理治疗中的作用"中有描述）的患者，可能会幻想找到一个完美的拯救者，并怀着治疗师能满足这种幻想的希望来寻求治疗（Smith 1977）。当这些患者发现，由于心理治疗关系中固有的专业界限，所有的幻想都不能实现，他们可能会表现出绝望，并向治疗师传达，只有冷酷无情的怪物才会拒绝满足他们的移情性愿望。而这种被拯救的愿望可能与治疗师先前存在的拯救幻想"不谋而合"，这使得治疗师可能会感到不得不去超越治疗师的专业角色并成为真正的拯救者，因为他们担心继续坚持治疗设置对患者可能是有害的。一些治疗师可能会给患者一个拥抱。有的治疗师可能会给患者钱去买食物。另一些治疗师可能会带患者一起去郊游，以此向患者表达治疗师是关心他们的，而不仅仅是在做专业的工作。

　　处理这些拯救幻想最理想的方法是在它们成为真正越界的事实之前就辨认出它们的早期形式。例如，如果一位女治疗师像母亲般抱着她的女患者，然后将患者的头靠在自己的胸口上，这时她就应该意识到自己可能正在将幻想付诸行动。治疗师应当帮助患者完成必要的哀悼过程，而不应当让患者所有的幻想都在治疗关系中得到满足。她可以这样告诉患者："我不能真的做到如母亲那样拥抱你、爱你，我知道这对你来说很难，但我们可以一起来理解这种愿望如何影响你的生活，尤其是如何影响你与其他人的关系。即使我不能直接满足你的愿望，我仍然会帮助你来理解这些。"通常，回避设置的限制常常是因为另一种反移情幻想，即如果患者的愿望没有得到满足，治疗师就是施虐狂。然而，从长远来看，沉溺于幻想可能会让患者产生错误的期望，最终会对患者更为残酷。哀悼的过程是无法避免的。因为患者迟早必须对他们童年失去的以及现在无法从治疗师身上得到的东西进行哀悼。

感到无聊或困倦的治疗师

　　整天倾听患者倒苦水，对治疗师来说确实会感到耗竭，但是某些患者可能比其他人更容易激起治疗师无聊或者困倦的反移情。一些新手治疗师通常会对自己无聊或困倦的反移情感到内疚，好像做错事了一样。他们可能会自我惩罚，更努力地保持清醒并认真地倾听患者。

　　然而，心理动力学治疗的一个核心特征就是以一种非批判性的方式来探索自己的感受，以此来辨识治疗过程中某些至今仍未理解的部分，而这些部分可能会阐明隐藏的意义。为什么是这个患者在这一天让人感觉无聊？当然，有可能是因为治疗师昨晚一直在医院里忙活，她确实是困了。但也可能接待上一个患者时还好，到这个患者就抵不住困意来袭。那么，同样是没睡好，接待两个患者时的差别怎么会这么大呢？

患者让人感觉无聊有各种原因，而治疗师也会因多种原因体验到无聊。有的患者在各种情况下都表现出让人无聊的特征。例如，一个患有强迫型人格障碍的患者，他可能会用干巴巴的、毫无感情的、单调的语调和大量无关的细节来牢牢控制住所有自发的情绪。他也可能试图通过这种控制会谈的方式来"麻痹"治疗师，使治疗师无法做出可能令患者感到措手不及的干预。

而自恋型人格障碍的患者，可能会因为其固有的、完全以自我为中心的叙述方式使治疗师感到无聊。治疗师并没有被患者视为生活中一个有意义的角色，他们只是将治疗师当作回声板，而这使得治疗师的感觉变得迟钝，觉得干预对患者的独角戏并不起作用。这种稳定的没有存在感可能会让任何接诊这类患者的治疗师产生困倦和极度无聊的感觉。

还有些患者，他们在多数治疗时间里都很活跃、很投入，但是突然有一天，或谈到某个话题时，他们就会变得非常无聊，让人很难认真听他们讲话。如同其他反移情的感受，治疗师可能希望从研究自己开始，以确定是否在某一治疗主题上存在困难。这种无聊的感觉是否更多地反映了治疗师而不是患者当时的状态呢？有些治疗师可能会对患者感到愤怒，并试图通过困倦和无聊来缓解，这样他们就不必充分地体验那种强烈的愤怒。另一种情况是，某些患者可能通过让治疗师感受到无聊到死来表达他们的愤怒。［要记住，短语"让它安睡"（to put to sleep）是兽医行话"杀死"的意思。］

无论这种无聊和困倦的原因是什么，新手治疗师必须克制自我贬低的冲动，没必要提前摄入过多的咖啡来让自己保持清醒。治疗的艺术就包括把这个乏味的患者变成一个非常有吸引力的研究主体。通过诱导他人进入这种状态，患者获得了什么？积极地与患者探讨双方之间正在发生的事情，或许是一种让治疗师活跃起来的好方法，同时也可以打破睡着 – 诱导无聊的恶性循环。

　　这里有一些干预的例子，治疗师在面对类似情况时可以考虑。比如，"嗯……我感觉你对正在讲的事并不是很感兴趣。你似乎只是为了讲而讲。""今天听你讲的时候我有种感觉，好像你不指望我对你的话感兴趣。""你对我们之间现在正发生的事有什么想法吗？"上述的这些干预或其他类似的干预，可以在治疗中产生探索性的人际交往空间，并强调在治疗室里存在互相影响着的两个人。

　　研究表明，治疗师在治疗中试着理解和处理自己的无聊和游离感，而不仅是简单地忍耐，是非常有益的。Dahl 等人（2016）研究了 100 名寻求心理治疗的抑郁、焦虑和人格障碍患者，他们被随机分配到有移情工作或没有移情工作的心理动力学治疗组中。该研究的一部分就是对反移情进行系统性评估，根据患者的客体关系得分，治疗师报告对患者有脱离感的治疗与移情工作的长期负面影响有关。客体关系水平越低，负面影响越强，对客体关系质量较差的患者尤为显著。

情欲性反移情

　　治疗师对患者产生性的感受后容易方寸大乱。新手治疗师可能会把他们出现的性感受投射给患者，并认为这种感受纯粹来源于患者。当一个男性新手治疗师在治疗女患者时，这种防御策略尤为常见。男性治疗师可能会认为女患者在"卖弄风骚"，以这种方式处理反移情带来的令他感到不安的性感受（Gabbard 2014）。如此，问题就被扣在了患者而非治疗师身上。

　　在另一些情景中，虽然这种情欲相关的反移情仍然是无意识的，但是治疗师开始注意到预示自己对患者有特殊兴趣的小举动。有的治疗师可能会在见到患者之前先照镜子检查仪容，有的可能会在与患者见面的当天特别注意自己的穿着，有的还可能会发现自己异常地同情患者。为了不让患者难过，治疗师可能会回避某些负面问题。接下来的这个案例可以解释上述的一些主题：

T医生是一名32岁的女精神科住院医师，正在为一名34岁的男律师做心理治疗。这位律师最近被他的女朋友甩了，他在疗程中花了很长时间讲述他的破灭感。他讲述了前女友对他苛刻的要求，而自己根本无法满足她那些完美主义的期望。

T医生很关切地倾听了患者的陈述。她觉得患者的前女友很可能对他很不好，提的都是些无理的要求。她还觉得患者是个善良的人，为维系与前女友的关系做出了真心诚意的努力。经过数周的治疗，她发现自己严重背离了以往的治疗策略。她一次也没问过**他**在分手中的过错。她倾向于把他的前女友看成罪魁祸首，而将他视为前女友荒谬期望的受害者。T医生还发现她几乎所有的干预都是共情性的，她保留了所有面质性的评论，以免伤害患者的感情。

她也开始认同患者需要找一个更贴心的女友。她相信，如果找到了更好的伴侣，他就不会像现在这样。她发现自己在鼓励患者去找那些对他的期望更合理的女性，她们应该会更懂他，而不只是一味地苛求。在治疗过程中，T医生脑海中闪过这样的想法——如果他们不是在咨询室相遇，她也许是适合他的伴侣。她甚至发现自己在盘算患者会给她带来那些她丈夫未曾给她的东西。

在督导的帮助下，T医生逐渐意识到自己的反移情活现体现为说的内容，而不是行为。虽然她的行为完全是专业的，但她却允许患者推卸责任。T医生几乎所有的评论都是在共情他的感觉是如何糟糕，而不是帮助他看清自己在这段关系中的责任，这样患者进入下一段恋情时才不会重蹈覆辙。督导还帮助她认识到，她陷入了和患者类似的幻想——即把目光都放在了寻找一位更加合适的女性上，而不是反思自己内心可能会破坏关系的模式。

情欲性反移情常常是以拯救幻想的形式体现出来的，因为相比于公开性的感受，这种幻想更容易被治疗师专业角色的有意识感知所接受（Gabbard 1994）。这种感觉可能是对患者轻推的直接反应。患者把自己描绘成受到任性苛刻的前女友折磨的受害者形象，毫无疑问，T 医生被他吸引人的描述所影响了。他设法获得了 T 医生的同情，并引诱她站在他这边（而且做得很漂亮）。T 医生可以考虑采用的一种治疗策略是，对患者想通过展现自己来把治疗师完全拉到他这边的愿望给予解释。换句话说，她应当重点指出，患者讲述自己经历的方式实际上只是为了拉拢她，或者是希望她成为比前女友"更好的女性"。

有时，对治疗师来说这种情欲性反移情似乎太难以控制了。有些患者实在是太有魅力、太吸引力人了，使得治疗师觉得自己根本无法清晰思考，无法以患者的最大利益为出发点来行事。这种情况下，接受督导和指导是必不可少的。如果跟同事讨论没什么帮助，而且问题还在继续的话，应当考虑将患者转介。有的治疗师在开始和他们觉得特别有魅力的新患者工作时，可能会自发希望与督导师会面。

无力感的反移情

多数治疗师在职业生涯中都有这样的时候：因为对某些患者的反应，而觉得自己不能再像治疗师那样思考或者没有办法发挥专业角色的作用。对治疗师来说这种丧失能力的感受是很常见的。某些情况下，治疗师可能会感受到暴力威胁，并且反馈："当你以这样的方式恐吓我的时候，我没法思考。如果要继续治疗的话，我们需要共同创造一个安全的环境。"有些患者会在向治疗师示好时表现出明显的诱感或者过于直接的性暗示，这些都会让治疗师觉得治疗的设置被侵犯了，使得他或她无法发挥治疗师的作用。例如，一位男治疗师给女患者做治疗时，患者袒胸露乳，这使得治疗师变得沉默不语。他感到自己无法继续进行治疗，于是让患者扣上上衣，坐回自己的椅子上去。直接设限可能是应对这种情况最好的办法，能给治疗师时间来思考下一步该如何进行。

有时，患者爆发出的愤怒也会让治疗师产生无力感。

U 女士是一名边缘型人格障碍患者，她已经在 V 医生这里接受了 8 个月的长程心理动力学治疗了。她反复地告诉医生她和母亲在电话里的争吵。一次治疗刚开始，U 女士就向 V 医生讲述她昨晚跟母亲打电话的内容。母亲问她工作的进展，而 U 女士确信母亲之所以这样问是怀疑她已经辞职了，并且在套她的话。V 医生回应类似的例子之前就讨论过，她是在用最消极的想法来理解母亲对她的兴趣和关心。U 女士有点生气，双眼盯着地板，说道："是的……我知道我有时会那样做。"V 医生回应道，她现在看上去好像受到了伤害。

U 女士立马变得非常烦躁，脸涨得通红，就像要爆炸了一样，扯着嗓子对 V 医生喊："我不知道你为什么要这么说！我知道我会这么理解！你不说我也知道啊！我知道我总是消极理解母亲的话。这就是为什么我在这里讨论它啊！我在尝试着理解自己的行为了。简直不敢相信你会说出这么直白和愚蠢的话！"

V 医生被她的暴怒吓了一跳，他完全没有预料到。他感到羞耻、受辱、被误解、诬陷同时也很愤怒。他觉得她的行为反应与他所观察到的完全不相称，觉得自己说什么都没用。于是他只是沉默。U 女士看出了他的烦躁，于是停止尖叫，沉默而愤怒地盯着地板。最后，她对 V 医生说："那，你不想说点什么吗？"

V 医生决定运用自我暴露的方式来继续，他说："你刚才对我大喊大叫真的让我感到很紧张，我觉得那会儿说不出什么有用的话。"

空气又安静了一会儿。V 医生打破沉默："我是想帮你把你的反应放到一个更大的模式中，这样你就能理解你对母亲的主观看法，而不只是认为她打电话是在检查你的情况。但没想到我说了那句话后你会这么生气。"

U女士显得有些局促："是我伤害了你，我觉得很内疚。"

V医生回应："我想你是在试着理解我在帮助你却被你误解的感受。我主要的感受并不是觉得你伤害了我，而是你完全误解了我想要表达的意思。真没想到你会那样爆发出来。"

U女士回应："生气不是很好吗？"

V医生问："为什么这么说？"

U女士回答："其实，是给我做心理测验的那个医生说的，对我来说，愤怒是金。"

V医生问她，她是不是认为那个医生的意思是对人发脾气是金。

U女士想了一会儿说："可能也不是。和我一起做团体治疗的病友们说过，我生气的时候他们很害怕，还想躲得远远的。他们还告诉我，当我发脾气的时候，他们没法听我说什么了。但是我觉得发脾气对我来说蛮好的。希望我对你发脾气的时候你能喜欢，因为我觉得那样做对我有好处。"

V医生说，"你可以试着想想这个场景，再想想你情绪爆发时我的体验，你觉得我会喜欢它什么？"

U女士不假思索地说道："如果有人吼你，那说明你对这个人很重要。在意你才会吼你并因你而生气。这需要消耗他们的注意力！我会感到我们是在一起的。我宁愿有人当面吼我，也不愿被被动攻击。很多人看上去和蔼可亲，但是他们真的对你很生气，而你是不会知道的。"

V医生回应："听起来你在想象我和你有同样的感受，而不是我的真实的感受。"

U女士接着说："好吧，我是这么想，但我知道你的感觉可能和某些人不一样。我其实希望能做一些让自己舒服的事儿，并且其他人会理解我这些行为，而不是躲得远远的。"

　　然后 V 医生问她是否担心自己已经疏远了她。

　　U 女士回答："不，我不这么想。与其憋在心里，还不如把愤怒发泄出来。如果一直憋在心里，就一直有破坏性。"

　　V 医生回应，"难道就没有一个宽阔的中间地带，既不会爆发也不是全憋在心里？也许我们已经确定了一个很好的目标。"

　　上述片段描述了 V 医生从起初完全的无力感到有效地运用治疗性时刻做出回应的过程。起初，V 医生只能静静地坐着，因为他根本不知道该说什么。治疗师随时都可以延迟给出回应，直到他们准备好为止。尤其是面对边缘型的患者，治疗师可能常常会说，自己需要一点时间来考虑发生了什么，而不是立刻给出一个本能的反应。V 医生有效地利用了这一点，因为他在考虑清楚之后就可以用一种促进 U 女士心智化的方式来讨论刚才所发生的事情。V 医生不断地指出，U 女士将她的感受强加在他身上。他试图让 U 女士看到除此以外还有其他的可能性。他还让 U 女士重新考虑她的"全或无"的思维模式，即要么把愤怒全部埋藏在心里，要么就让愤怒爆发出来。这些讨论有助于她在两个极端之间保持新的平衡，这样她就可以重新考虑控制愤怒的最佳方式。

总结

　　反移情是一种普遍存在的现象，我们不应该轻视它。目前较为主流的观点是，反移情的感受是由患者和治疗师双方共同创造出来的。**投射性认同**和**反移情活现**是来自不同的理论传统的两个术语，它们描述了患者如何通过微妙的人际压力将治疗师变得更加接近患者的内在表征。治疗师可以使用多种不同的技术来处理反移情。这些技术包括：容忍反移情、运用反移情促进解释性理解以及谨慎地使用自我暴露。常见的反移情形式包括：拯救幻想、感到无聊或困倦、情欲化、无助或无力感。

（薛飞　译）

参考文献

Bion WR: Learning From Experience. London, Heinemann, 1962a

Bion WR: The psycho-analytic study of thinking, II: a theory of thinking. Int J Psychoanal 43:306–310, 1962b (Reprinted in Bion WR: Second Thoughts: Selected Papers on Psychoanalysis. London, Heinemann, 1967, pp 110–119)

Brown LJ: Countertransference: an instrument of the analysis, in Textbook of Psychoanalysis, 2nd Edition. Edited by Gabbard GO, Litowitz BE, Williams P. Washington, DC, American Psychiatric Publishing, 2012, pp 79–92

Carpy DV: Tolerating the countertransference: a mutative process. Int J Psychoanal 70:287–294, 1989

Chused JF: The evocative power of enactments. J Am Psychoanal Assoc 39:615–639, 1991

Dahl HS, Hoglend P, Ulberg R, et al: Do therapists' disengaged feelings influence the effect of transference work? A study on countertransference. Clin Psychol Psychother Apr 25, 2016, doi: 1002/cpp.2015 [Epub ahead of print]

Ferro A: Mind Works: Technique and Creativity in Psychoanalysis. New York, Routledge, 2009

Gabbard GO: Sexual excitement and countertransference love in the analyst. J Am Psychoanal Assoc 42:1083–1106, 1994

Gabbard GO: Countertransference: the emerging common ground. Int J Psychoanal 76:475–485, 1995

Gabbard GO: Love and Hate in the Analytic Setting. Northvale, NJ, Jason Aronson, 1996

Gabbard GO: Psychodynamic Psychiatry in Clinical Practice, 5th Edition. Arlington, VA, American Psychiatric Publishing, 2014

Gabbard GO, Wilkinson SM: Management of Countertransference With Borderline Patients. Washington, DC, American Psychiatric Press, 1994

Gabbard GO, Horwitz L, Allen JG, et al: Transference interpretation in the psychotherapy of borderline patients: a high-risk, high-gain phenomenon. Harv Rev Psychiatry 2:59–69, 1994

Greenberg JR: Self-disclosure: is it psychoanalytic? Contemp Psychoanal 31:193– 205, 1995

Jacobs TJ: The inner experiences of the psychoanalyst: their contribution to the analytic process. Int J Psychoanal 74:7–14, 1993a

Jacobs TJ: Insight and experience: commentary on Morris Eagle's enactments, transference, and symptomatic curing. Psychoanal Dialogues 3:123–127, 1993b

Kernberg OF: Factors in the psychoanalytic treatment of narcissistic personalities. J Am Psychoanal Assoc 18:51–85, 1970

Klein M: Notes on some schizoid mechanisms (1946), in Envy and Gratitude and Other Works, 1946–1963. New York, Delacorte Press/Seymour Laurence, 1975, pp 1–24

McLaughlin JT: Clinical and theoretical aspects of enactment. J Am Psychoanal Assoc 39:595–614, 1991

Modell AH: The therapeutic relationship as a paradoxical experience. Psychoanal Dialogues 1:13–28, 1991

Ogden TH: On projective identification. Int J Psychoanal 60:357–373, 1979

Ogden TH: Projective Identification and Psychotherapeutic Technique. New York, Jason Aronson, 1982

Ogden TH: The concept of internal object relations. Int J Psychoanal 664:227– 241, 1983

Ogden TH: The Matrix of the Mind: Object Relations and the Psychoanalytic Dialogue. Northvale, NJ, Jason Aronson, 1986

Ogden TH: The dialectically constituted/decentred subject of psychoanalysis, II: the contributions of Klein and Winnicott. Int J Psychoanal 73:613–626, 1992

Ogden TH: On talking-as-dreaming. Int J Psychoanal 88:575–589, 2007

Pine F: Supportive psychotherapy: a psychoanalytic perspective. Psychiatr Ann 16:526–529, 1986

Racker H: Transference and Countertransference. New York, International Universities Press, 1968

Renik O: Analytic interaction: conceptualizing technique in light of the analyst's irreducible subjectivity. Psychoanal Q 62:553–571, 1993

Rosenfeld HA: Notes on the psycho-analysis of the superego conflict of an acute schizophrenic patient. Int J Psychoanal 31:111–131, 1952 (Reprinted in Klein M [ed]: New Directions in Psycho-Analysis. London, Tavistock, 1955, pp 180–219)

Roughton RE: Useful aspects of acting out: repetition, enactment, and actualization. J Am Psychoanal Assoc 41:443–472, 1993

Schafer R: Vicissitudes of remembering in the countertransference: fervent failure, colonization, and remembering otherwise. Int J Psychoanal 78:1151– 1163, 1997

Scharff JS: Projective and Introjective Identification and the Use of the Therapist's Self. Northvale, NJ, Jason Aronson, 1992

Smith S: The golden fantasy: a regressive reaction to separation anxiety. Int J Psychoanal 58:311–324, 1977

Symington N: The possibility of human freedom and its transmission (with particular reference to the thought of Bion). Int J Psychoanal 71(Pt 1):95–106, 1990

Winnicott DW: Playing and Reality. New York, Basic Books, 1971

第 9 章

修通与结束

　　学习长程心理动力学治疗的受训者常常对决定治疗适可而止的时机感到困惑。外界因素（如更改临床轮转）可能是受训者停止与患者工作的决定因素，这经常导致患者被转介到另一个受训者那里。心理治疗的许多工作看上去似乎是重复性的，并且结束看起来也很随意。

　　弗洛伊德创立精神分析时，认为**修通**（work through）是一个最终产生变化的过程，而这些变化将导致治疗过程的自然终止。然而，在他的著作中，这一术语的定义自始至终都是含混不清的。他似乎已经想到了一个过程，在这个过程中，特征性的防御方式和内部客体关系在不同的情境中不断地重复出现，并被反复解释、观察、面质和澄清，直到患者放弃阻抗，接受分析师的解释性理解。第 6 章"处理阻抗"中讨论过的对阻抗的许多工作被认为是修通过程的核心。Shafer（1983）将**修通**定义为"反复地、耐心地通过看上去无休止的一系列重复、置换、组合和变化"分析阻抗的过程（p.76）。他还认为，修通这些阻抗的一部分工作是要认识到，阻抗或防御是患者自己的创造和责任。因此，修通和准备结束治疗的关键因素应该是患者感到自己成为自己生活的代言人或创作者。

　　随着精神分析理论从强调驱力 – 防御转向更依赖于客体关系理论和依

恋理论，修通已经开始具有了新的含义。把治疗师作为新的客体并修通与
治疗师的关系，以此来改变与旧的客体之间的关系模式，这成为治疗的核
心。此外，修通还包括认识到与治疗师的关系如何反映了儿童时期的关系
以及当前移情之外的关系（见图 9–1）。

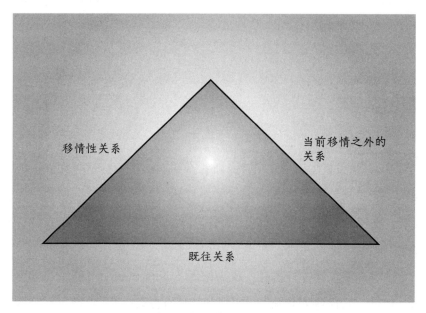

图 9–1　洞察力三角（基于门宁格模型 1958）

来源：Reprinted from Gabbard GO: *Psychodynamic Psychiatry in Clinical Practice*, 5th Edition.
Arlington, VA, American Psychiatric Publishing, 2014. Used with permission.

　　这种涉及关系模式的洞察力三角对于重复出现的病态关系的系统性修
通至关重要（Menninger 1958）。治疗师会从患者体验的每一个方面识别其
反复出现的关系模式。Luborsky（1984）的核心冲突关系主题的概念（见
第 7 章"梦和幻想在心理动力学心理治疗中的作用"），是另一种探索重复
性过程的方法。患者对他人将如何反应的期望以及对这种期望的防御性反
应将在与治疗师的关系以及与治疗之外的人的关系中一遍遍地出现。治疗
师指出了这些模式，并将其与患者的早期经历联系起来。

在对患者独特的客体关系模式进行面质和澄清的过程中，治疗师与患者探讨了对过去不良体验和"坏客体"的顽固依恋。例如，为什么一位女性患者会反复选择那些不诚实、不可靠、让她心碎的男友？随着治疗的继续，可能会出现多种解释。对坏客体的依恋可能是可预测的、熟悉的，比熟悉的魔鬼更可怕的是未知。一个坏的客体也可能比没有客体好。一个反复地与不可靠、不诚实的男人纠缠的女人，可能也保持了一种对母亲的基本依恋，母亲让她明白男人是不可信的，在遇到困难的时候，只有母亲是可以依靠的、忠实的知己。这个女人也可能怀有将"坏"男人转变为"好"男人的幻想。

在治疗外沉溺于自我挫败的关系的同时，患者可能也陷入了一种与治疗师有联系的非理想的关系模式。她可能会固执地把她遇到的关系模式视为找不到合适的男人的问题，因此她希望治疗师成为自己理想化的完美男人，把她从一连串糟糕的经历中拯救出来。这种美好幻想的改变可能需要不断地面质和解释，直到患者最终意识到她必须找到一种方法从她的生活中拯救*自己*，而不是期待着一个披着闪亮盔甲的骑士出现。

幻想是很难消除的。许多困难的修通过程涉及帮助患者哀悼失去的不现实的梦想和幻想，这些梦想和幻想阻碍了患者通往成熟的自然发展道路。患者可能会强烈地抗拒放弃这些幻想，并且可能会为捍卫自己的看法而与治疗师做斗争。

随着修通过程的展开，患者也在内化一种治疗师为她塑造的观察自己以及自己的内心世界的特定方式。因此，接受治疗师的思维方式是修通的一部分。治疗师也拒绝被转变成除了治疗师外的其他角色（Aron 1991）。用当代的说法，治疗师和患者之间实际的关系是修通工作的一部分，因此患者可以开放地接受治疗师的身份和这种关系的界限。正如第 5 章"目标和治疗作用"所指出的，患者不会仅仅因为治疗师表现得像一个"好"客体就能够获得改善。关键是患者要与治疗师重复某些复杂的、困扰他们终生的关系模式。在这一过程中，涉及适应不良的自体和客体表征的旧神经网络逐渐被削弱，而涉及另一种不同的关系模式的新神经网络被增强。正如患者的防御是在一生中发展而来的，表征了客体关系的神经网络也是如此，只有时间才可能使这些结构发生持久的改变。

与治疗师关系的修通常常采用关系破裂或结束、紧接着修复破裂的形式。这些关系的破裂可以表现为患者与治疗师在合作过程中的关系的紧张、沟通的恶化或治疗关系的全面恶化（Safran and Muran 1996, 2006）。这种破裂可能反映了治疗师在无意间对患者造成的自恋性伤害、患者在治疗师身上重新体验到过去的某个重要人物、患者认为治疗师感到无聊或冷淡，或被误解的普遍感受。患者可能会从任何有益的治疗性对话中退出，或者愤怒地攻击治疗师。处理这些关系破裂最好的方法是系统地探索导致破裂的原因，即治疗师需要暗示患者，治疗是一个双向的过程，或许治疗师会因不敏感或误解而导致了这种困难的局面。患者对歪曲部分的强调往往会使这种破裂更糟糕（Gabbard 2009a）。

综上所述，治疗师确实是起着被患者内化的新客体的作用。然而，他们也被吸引着去扮演患者过去经历中的问题人物，并且治疗师的任务之一就是，帮助患者看到他们自己如何在此时此地、移情与反移情性互动的实验室里再现了客体关系的冲突模式。因此，这种洞察力包括向患者展示他们自己作为行动者如何反复重现与他人的问题关系模式，同时，患者也不断内化作为不同客体的治疗师以及治疗师思考和观察互动的方式。

修通过程的一个至关重要的方面涉及治疗师从第一人称视角到第三人称视角的转变（Goldberg 1999）。换句话说，治疗师必须以共情的方式肯定患者的"我"的体验，即第一人称视角，同时也要引入他们自己的外部体验，即第三人称视角。通过共情地将自己沉浸在患者的视角中，一种被理解的体验成为治疗氛围的一部分。在这种情况下，患者会开始听到一些关于他们自己的事情，一开始听着似乎很陌生，因为这是从患者的外部观察到的。正如 Goldberg（1999）所强调的那样，"无意识并非被体验为一种第一人称现象，而是一种陌生和分离的感受"（p. 357）。因此，修通过程的一部分是治疗师逐步从外部或第三人称的角度提供解释、观察和面质，使患者熟悉自己无意识的生活。只有通过不断重复这一观点，患者才能逐渐将无意识的内容和第三人称视角的观点作为自己第一人称视角的一部分。

新手心理治疗师在倾听和反思所呈现的材料时，会努力想知道干预的重点在哪里。当治疗师试图修通与患者反复发生的冲突时，会有许多可能的切入点。也许最有用的策略是密切关注患者的情感状态，并试图促进其情绪表达。Diener 等人（2007）就治疗师对患者情绪体验的促进作用进行了元分析。他们发现，当涵盖一种以上的结果构建时，治疗师对患者情绪体验或表达的促进与结果之间存在统计学上显著的关系。他们得出的结论是，强调鼓励患者进行情绪表达与心理动力学治疗过程中的改善有关。就这方面而言，许多具体的技术似乎是有用的，包括特别谈及患者的情绪指标、提高患者对可能被自身回避的感受的觉察，并要特别关注患者的心境变化：眼泪、肌肉紧张或其他情绪状态的反映。换句话说，观察患者的情感状态必须先于治疗师在解释意义时所做的其他努力。

促进心智化

对于更加紊乱的患者，尤其是那些人格结构处于边缘水平的患者，从绝对的第一人称视角到第三人称视角的转变伴随着心智化能力的增强。随着时间的推移，患者会意识到治疗师在脑海中对患者进行了表征。随着治疗师构建和重构患者的形象及其内在体验，患者逐渐开始以不同的方式看待自己，认识到他对治疗师和其他人的感知只是一个表征，而不是对外部现实的纯粹形式的精确复制品（Fonagy 2001）。

如果治疗同盟是稳固的，那么治疗师就可以更充分地阐述他与患者的观点之间的差异，这样两人就可以开放地讨论第一人称和第三人称视角的不同之处。这种平衡的一部分是在一种新的依恋关系的安全感中获得的，伴随而来的是患者愿意冒险并以新的方式看待事物。在长程心理动力学治疗中产生的另一种辩证张力是对改变的接受与期望。好的治疗师会向患者传达他们会被重视和接纳的信息。与此同时，治疗师承认患者的痛苦，并通过与他们合作，发现其与他人建立关系的新的方式，以期提供缓解这种痛苦的可能。

在一个以促进心智化为目的的修通过程中，有很多技术是有用的。一般来说，所用的技术是促进患者进入一种好奇的姿态（Bateman and Fonagy 2006），鼓励他们对自身内在所发生的事情感到好奇。同样地，在与他人的互动中，患者对他人的想法有哪些联想？治疗师必须避免摆出无所不知的姿态，并欣然承认自己不能完全确定患者的感觉或想法。

另一项有用的技术是识别并关注患者的心理状态于每时每刻的变化。例如，治疗师可能会观察到患者看起来很生气，这是一种帮助患者在治疗师眼中发现自己的方式。如果患者能接纳这种愤怒的一部分，那么她就会发现她的感觉状态是如何歪曲自己对别人的看法的。例如，治疗师可能会说："我能理解，当你对我生气的时候，你很难认为我其实是来帮助你的。"这种类型的评论促进了患者的心智化，因为患者必将认识到，他们自己的情绪状态在某种程度上创造了他们对他人的看法。

最终，患者开始意识到，他们感知现实的方式包括一种可以被理解为具有特殊意义的内部表征。当他们开始认识自己时，他们也认识到治疗师独立的主体性，并尊重这一事实——治疗师的内部世界与他们自己的内部世界是不同的。

当患者凭感觉冲动行事时，治疗师通过帮助患者认识到是某种情感状态促成了冲动行为，从而促进其心智化；并且，这一行为并非突如其来的。

在一次冲动事件之后，治疗师可能会说，"你记得冲动行为开始时发生了什么吗？你当时有什么感觉？"患者一开始可能会回应说"我不知道"或者"我不记得了"。治疗师一定不能把这些答案视作终点，而是应该继续温和地推动患者回想当时的内在体验。

僵局

在修通的过程中，很多时候治疗师会觉得他们和患者之间陷入了僵局。他们给出了解释、面质了阻抗，并且患者的第一人称感受也得到了共情性确认。治疗师已经将来自其视角的观察系统地提供给了患者。尽管修通过程已经开始，但整个心理治疗似乎停滞不前了。患者似乎不能有效地运用这些洞察力，也没有改变自身行为。治疗师可能会开始感到气馁，甚至认为也许是时候放弃治疗了。

第 6 章中曾指出，僵局或死局往往能简单地揭示需要去检验的移情 – 反移情工作的核心（Gabbard 2000）。治疗师不应该期望心理治疗会顺利进行。Marcus Aurelius 曾经说过，生活的艺术与其说像跳舞，不如说像搏击。心理治疗亦是如此。

当心理治疗似乎陷入僵局时，最有帮助的可能是探究患者的移情和治疗师的反移情是否再现了患者最强有力的、被顽强防御的内部客体关系。如果可以与患者公开探讨这种可能性，治疗就有可能取得进展。

W 先生已经在 X 医生那里接受了 9 个月的治疗。他因担心不能恢复有成效的工作和满意的人际关系而来就诊。在顺利地工作了几年后，他被解雇了，并且在 2 年的时间里一直找不到新的工作。他的妻子离开了他，他发现自己很难再振作起来。他正在服用一种抗抑郁药，这种药曾帮助他缓解抑郁带来的自主神经症状，但他仍然觉得很难以任何有效的方式改变他的生活。他会反复对治疗师说，"告诉我该怎么做才能好起来。"治疗师也不断指出，他们两人必须一起合作才能找到最有帮助的方法。

W先生来做治疗时，总是尽可能地贬低任何可能发生的改善。他为找工作并未付出多少努力，却一再表示他对那里的一切都不感兴趣。X医生试图让W先生谈论一些使他对自身处境感到沮丧的话题，但W先生会回避这些话题，并总是扯到那些与治疗似乎没有太大关联的外部事件上。治疗过程中发生的事情在很大程度上与患者的日常生活是平行的。有一次，W先生的成年子女为他安排了一次生日聚会。他的妹妹和妹夫也参加了那次聚会。X医生问这是不是一次圆满的聚会。W先生回答："没什么大不了的。"然后他接着说，他的妹妹和妹夫，以及他自己的两个成年的孩子，并没有花那么多精力来帮助他。

W先生会频繁地来治疗，并说一切都没有改变。当X医生问他工作申请的进展如何时，他会回答："我只是还没有抽出时间去做。我对所有有价值的工作都不抱有期望。"有一次，W先生来到治疗室，一见面就说："我根本看不出我哪方面做得好。"X医生试图给予他一些鼓励，就说："现在有人打电话给你时你会马上接电话。你哭得更少了。你也正在进行一项锻炼计划。你和家人见了面，你白天的睡眠也减少了很多。"W先生回答说，"我真的没怎么锻炼，要我说，我的心情还是老样子。我本不想告诉你这些，但这都是真的。"

X医生意识到，她无法通过强调自己对W先生的积极观察来打破僵局。在下一次治疗中，W先生开始说，"我仍然很抑郁。"X医生回应道："你认为这个治疗真的对你有帮助吗？"他回答说："微乎其微。"然后，X医生试图通过给予解释来看待这个治疗僵局："W先生，我开始好奇，在你的内心深处，是否有某种对驻足于失败的需求，并阻止那些试图帮助你的人。"W先生对这样的解释有点震惊，然后又令人吃惊地说："我在电视上听费医生说过类似的话。我觉得这有一定的道理。"X 医生继续说:"如果你允许自己变得更好或更成功,你害怕会发生什么?"W 先生想了一会儿说:"我想我害怕如果尝试去做后,我会被拒绝。"治疗师问他:"最近有人拒绝过你吗?"然后 W 先生哇地哭了起来,说他的兄弟一直对他很生气,甚至对他说:"我真的受够你了,我再也不能容忍你了。"X 医生接着指出:"我认为,你倾向于保持现状,并阻碍别人对你的帮助,结果就是你无论如何都只会遭到别人的拒绝。"

在这个例子中,W 先生的"停滞不前"涉及对改变的焦虑。在治疗师的帮助下,他开始发现,治疗僵局与自身对那些试图帮助他的人的攻击性有关。通过固执己见和抗拒任何形式的改变,W 先生开始让他的家人和治疗师都对他感到厌倦。通过指出他故步自封,X 医生揭示了有问题的关系模式,并有待于他们二人检验。

随着对 W 先生治疗的继续,治疗师开始意识到他保持现状的强大动机。被他人帮助使 W 先生感到渺小和不足。如果 X 医生能够帮助他,W 先生就会嫉妒治疗师拥有他所没有的洞察力。他觉得自己应该想得出来针对自身的任何解释性的理解。为了应对自身的嫉妒,他不得不破坏治疗师给予的帮助,并说他仍然没有感到任何好转以贬低这种帮助。

这种在准确的和有帮助的解释下情况反而变得更糟的倾向被称为**负性治疗反应**(negative therapeutic reaction)。弗洛伊德首先发现了这种反应,他发现一些患者对治疗师的准确洞察的反应是症状的恶化。一种更现代的对负性治疗反应的定义是,它适用于患者在面对治疗师的帮助时病情常常变得更糟的情况。产生负性治疗反应的原因是多种多样的,必须仔细评估每个病例的潜在动机。

然而,在许多情况下,治疗的移情 – 反移情维度将反映出始于童年的长期模式的残余内容。复仇幻想往往是负性治疗反应的核心(Gabbard

2000）。治疗师在移情中成为其父母，而患者从挫败治疗师的努力中获得了极大的满足。在很多病例中，我们会听到患者的父母对孩子的成功投入了巨大的精力，他们需要从孩子的成功中获得自恋性满足。不管这种描述是否完全准确，患者是强烈地相信这一点的，并决心以失败来挫败父母的期望。从这个角度来看，失败可能就等于成功。就像患者希望通过失败来剥夺父母的快乐一样，他可能也希望剥夺治疗师在成功的治疗中获得的快乐。通常，这样的患者非常担心治疗师会把患者的成功归功于自己，就好像他孩提时代在学校或课外活动中获得成功时，父母将之归功于自己一样。

　　深陷于这些心理动力学泥沼中的患者甚至可能会推迟实质性的改善，直到治疗终止以后。他们不希望治疗师对治疗过程中的任何改善感到兴奋，所以他们推迟在生活中做出真正的改变，直到治疗师离开。通过这种方式，这些患者想象着一种秘密的胜利，即只有**他们**从改变中获得满足，而治疗师却没有。当这些患者的治疗结束多年后，他们的康复情况常常令治疗师感到惊讶。

　　在这个"双人心理学"的时代，假设这些涉及复仇幻想的僵局完全是单方面的，可能过于天真。其实治疗师也经常在这种负性治疗反应中发挥作用。成功地治疗患者并接受患者对治疗师帮助的感激，这些意识或无意识的愿望可能会与患者企图击败我们的愿望协同作用（Gabbard 2000）。许多治疗师之所以被这一领域吸引，是因为建立一种特定类型的内部客体关系的长期愿望。在这种关系中，他们的角色是无私且忠诚的助人者，并期待患者能顺应特定的期望——换句话说，按照治疗师期待的方式取得进展，并对此感恩戴德（Feiner 1979; Gabbard 2009; Gorkin 1985）。这种渴望已久的关系模式可能在无意识中被设计出来，以修复过去那些当事人没有得到适当的欣赏或认可的旧关系。

　　治疗师的需求以这种方式显露出来所产生的问题是，患者可能会感觉到自己正以某种方式被治疗师的目的所利用。然而，希望患者对治疗工作满意，并不仅仅是少数治疗师高度病态的目标。这种帮助他人的愿望是不可避免的，而且几乎存在于心理治疗领域中每个人的身上。患者可能会感觉到，治疗师因为给予其帮助而有接受感激的需要，以及让患者好转以维持治疗师职业自尊的需要。被这些想法武装起来的患者可能会以拒绝好转和保持完全忘恩负义的姿态来折磨治疗师，并以此为乐。这样一来，治疗的失败就是对抗治疗师的胜利。

虽然没有人能够完全脱离帮助患者的愿望，但从这种与患者的僵局中可以学到的一个明显的教训就是，我们必须不断监察任何形式的**狂热治疗**（Gabbard 2000）。我们必须认识到，如果成功太过危险，那么患者最终有权抗拒改变，甚至击败治疗。治疗师不应该像啦啦队队长一样鼓励患者违背自己的意愿去改变，而是应该系统地分析患者从保持病态或功能失调中能得到什么，以及击败治疗师会带来怎样的快乐。当深入探索这种幻想时，患者通常必须面对这样一种观念：他们其实是在"割鼻子怨脸"。换句话说，他们必须认识到，当他们试图挫败治疗师的努力时，事实上真正挫败的却是自己。

能够密切监察自身在这些情况下仍渴望治愈患者的反移情愿望的治疗师也将发现，一旦脱离了对改变患者的极度渴望，患者眼中的治疗竞技场也将发生变化。当这些患者看到他们的治疗师不会因为他们拒绝好转而感到崩溃时，他们可能也不会再从击败治疗师的努力中获得"乐趣"。接着他们必须转向内部，看看他们正在对自己做什么。

尽管治疗师对反移情问题和患者的自我挫败的动力进行了仔细的检查，但一些患者的功能仍然会继续恶化或变得更具有自杀倾向。一个新手治疗师可能会在这时变得绝望，可能会试图离开职业角色，在职业界限之外的个人层面上与患者接触（Gabbard 2003）。这种选择对患者和治疗师来说都是灾难性的。一个较好的做法是对治疗僵局的动力进行系统评估，重新考虑药物（或电休克治疗）的作用，并与更资深的同事磋商。

一部分隐藏在负性治疗反应中的患者可能代表着治疗的失败。当向患者阐明其对改变的阻抗的潜在动力后，治疗过程仍然没有任何改变时，治疗师就可以考虑结束治疗或将患者转介给其他人。这些问题充满了反移情的隐患，通常最好是在向自己的督导师或另一位同事咨询了治疗僵局的细节，并探索了所有可能的替代方案之后，再决定是否停止治疗。

结束治疗

教师的教学和教科书有关的章节都使初学者相信，长程心理动力学心理治疗的结束是有序和系统的，但现实却并非如此。有人甚至可以说，围绕结束治疗的概念已经形成了一种像神话的东西，这常常让新手治疗师感到他们离理想状态还很远（Gabbard 2009b）。在这个神话中，治疗师和患者得出的结论是，开始时制定的治疗目标已经达成，对治疗师的移情感受已经得到解决，患者内心的改变已经转化为生活的改变，双方就治疗"结束期"所需的特定周数或月数达成一致。

令彼此都满意的结束可能会在长程心理动力学治疗案例中偶尔发生——当幸运降临在医患双方身上，富有成效的治疗过程已经展开。然而通常情况下，诸如时间、金钱、任何一方的搬迁，或对实现目标的分歧等因素都会干扰双方认可的治疗结束。在现实世界的临床实践中，结束存在相当大的差异（见表9–1）。

表 9–1　结束的多样性

治疗师和患者在实现目标的基础上达成共识
基于治疗次数的、预先计划好的结束
因治疗师毕业或临床转岗而被迫结束治疗

（续表）

因患者搬迁而被迫结束治疗

因患者的第三方支付人中断报销而被迫结束治疗

由于患者自觉继续治疗没有价值而单方结束治疗

由于治疗师认为继续治疗没有价值而单方结束治疗（或将患者转介给其他人）

尝试结束治疗失败，导致"治疗性的无期徒刑者"状态

作为治疗策略的终点设置

如果治疗的次数被设置为 40 次或 52 次，那么治疗师和患者从一开始就准备充分，并朝着终点努力。与之相反，在开放性的长程心理动力学治疗中，只有在一方或双方都开始感到是时候了，才会做出结束治疗的决定，并且治疗时长在开始时是未知的。有些心理治疗被迫结束，是因为受训者离开了被指派的诊所，或者因为患者或治疗师搬去了另一个城市。最后还有一种单方面的结束治疗，即一方感到是时候结束治疗了，而另一方却不这么认为。

在考虑结束的变化时，人们开始意识到，结束过程比许多教科书或论文所建议的要复杂得多。此外，结束甚至可能不是结束，因为大量患者最终会回来接受更多的治疗。有时，"**中断**（interruption）"一词可能比"结束"更为准确。一项研究（Beck et al. 1987）表明，在社区精神健康中心，只有不到 20% 的患者真正在双方协商后结束程序。我们也必须接受这样一个事实，即有一小部分患者真的发现结束治疗几乎是不可能的。Wallerstein 在"门宁格心理治疗研究计划"对患者的研究中，将这一亚群体称为"治疗性的无期徒刑者"。他指出，只要不期望这些患者结束治疗，他们就可能会做得很好。他们中的一些人可以将治疗次数减少到每 3—6 月 1 次，只要知道自己可以继续见治疗师，他们就会表现得功能良好。然而，当治疗师预示着要结束治疗时，他们常常就会崩溃。

评估结束是否准备就绪

在设计为开放性的长程心理动力学心理治疗中，治疗师通常允许患者在时机合适时提出结束治疗。治疗师应该与患者详尽地探讨结束治疗的要求，特别要讨论治疗开始时设置的目标是否已经实现。这一讨论将提供机会了解患者希望结束的潜在动机。

▶ **观看视频片段 5：有关结束的问题（6:39）**

对视频片段 5 的评论：玛格丽是第 6 章中讨论阻抗和"退场白"的视频片段 3 中的同一个患者。对读者来说，在看本片段之前再看一遍那个片段可能是有用的，我们可以比较玛格丽治疗前后几年的情况。在后来的治疗过程中，她看起来更加成熟和稳定，并觉得她已经准备好结束治疗了。她提出了结束治疗的想法，我问她是什么让她得出这个结论的。她说，事实上她已经内化了与我的治疗对话，并在面临困境时想象正在与我对话。她还注意到，男朋友比尔可以和她聊天，而且他是一个很好的倾听者。然而当我点头承认她进步显著时，她又变得很情绪化，并宣称她感到很心烦，因为我坐在那里，对她想结束治疗的想法表现得如此漫不经心。实际上，她更希望我能坚持让她留下来。她认为我对她结束治疗的愿望漠不关心。

因为帮助玛格丽心智化是治疗的焦点，我让她想象一下除了想摆脱她之外，我的脑海里还有什么别的原因。她笑了笑并表示她早就猜到了，我可能会问她是否有其他可能的动机使我接受她结束的愿望。然而，由于我没有坚持让她留得更久，她有点自恋受挫。我向她保证，如果我们发现她结束治疗的决定有些尚早，大门永远会为她的归来而敞开。我还提醒到，假如她遇到了危机并需要进一步治疗，也并不意味着失败。

　　除了外表和举止更像成年人之外，玛格丽与我的治疗同盟也更良好了，具体体现在她更愿意反思我说过的话，并愿意琢磨她在我们之间发生的任何冲突中所扮演的角色。她也不再那么倾向于诉诸短暂的分裂，而正是这种分裂导致了以前发生的事和现在发生的事之间的精神中断。很明显，她现在完成了很多自动化的心智化工作，她的客体关系已经得到了充分的改善，生活中有了一位稳定的伴侣。

　　我们在治疗结束时达成了一项协议，即我们可能希望继续讨论一段时间，然后大概会降低见面的频率，作为逐渐减少彼此间接触的一种方式。当你将这个视频片段与第 6 章的片段相比较时，玛格丽每周和我一起进行的心理治疗所带来的成长和自我强化是显而易见的。

　　在评估患者是否做好准备去结束时，治疗师需要评估的一个关键变量是患者是否充分内化了心理治疗过程，使其能够独立运用治疗师思考和处理感受的方式。例如，一位患者告诉他的治疗师，在治疗师度假期间，当他与母亲发生冲突时，他会想象与治疗师交谈的场景。他会想，"此时此刻，我的治疗师会就我如何惹恼母亲并使冲突更糟告诉我什么？"随后，他中断了通常与母亲之间的恶性循环，因为他与治疗师的表征进行了一次内部对话。在合理地结束治疗之前，那些在没有治疗师的情况下无法运用他们在治疗中所学内容的患者，可能需要进一步的治疗。

　　治疗师的一些反移情问题可能会干扰对患者是否准备停止治疗的仔细评估。新手治疗师可能会将心理治疗理想化，并对治疗的效果抱有高度完美主义的期望。他们可能渴望一种不完全现实的结构变革或转移解决方案。患者在其生活环境中的外部功能应该是治疗成功的一个指标，不管内部发生了多少变化。受训者可能会犯反移情错误，因为他们对患者的期望远大于患者自己，而无法认可结束的进程。治疗师也可能因为自己的需要而留住患者。拯救幻想可能在起作用。某些患者可能会以一种难以离开的方式增强治疗师的自尊。私人诊所的治疗师可能想留住患者，因为他们需要生计，同时合理化患者需要更多的治疗。

负性反移情感受也可能导致做出结束的决定。某些患者可能引起治疗师的蔑视、厌倦、仇恨或愤怒情绪。当患者谈到要结束治疗时，治疗师可能会有一种彻底的解脱感，其中一些人还可能会避免探讨患者想要结束治疗的愿望，以此摆脱患者。

在有时限设置的心理动力学治疗中，反移情也可以在决定患者是否需要更多治疗时起作用。例如，一个治疗被设置为 40 周，如果患者在 40 周后由于有正在进行的话题需要讨论而想要更多的治疗，那么新手治疗师可能会觉得自己失败了。治疗师必须提醒自己，患者有他们自己改变的节奏、克服阻抗的节奏以及与长期的冲突和焦虑达成妥协的节奏。患者的内在时间表可能与根据外在策略制定的治疗时间表截然不同。

无论治疗是有时间限制的还是开放性的，一个人是否失败的问题是新手治疗师中常见的反移情式的担心。患者和治疗师双方通常在开始治疗时都抱有可能并不现实的期望。怀着这样或那样的金色幻想的患者可能希望他们终于找到了完美的父母或父母的替代品，他们会无条件地爱他们、照顾他们，并建立一种完美的幸福状态。**但也因此，在某种程度上，治疗师势必会让患者失望。**换句话说，患者必须接受另一个人在满足自己终生渴望时的局限性。同样，新手治疗师也需要为失去了治愈他人以及保护他人免于焦虑、压力、烦躁和基本生存困境的宝贵幻想进行哀悼。在患者哀悼长期怀有的幻想的同时，治疗师也需要哀悼他们职业的局限性。

结束工作

如果患者是在一所教学诊所接受治疗，那么结束工作通常从最初的工作协议就开始了。如果治疗被视为一个长程的心理动力学过程，那么患者需要意识到治疗师在这一诊所的工作任期。当治疗师知道他们将要调职或毕业时，他们应该让患者在治疗开始时就清楚地知道这些安排。许多受训者想要隐瞒他们只能提供短暂治疗的事实，因为他们担心患者会去找其他能提供更长程的治疗的治疗师。同样地，随着结束日期的临近，许多新手治疗师希望完全回避结束的话题，并可能不会提醒患者治疗即将结束。患者也可能会忘记他们在治疗开始时了解到的信息，因此治疗师在适当的时候定期回顾结束治疗的话题是很有帮助的。

如果在转诊过程中要求患者配合，那么有些患者在每年转诊给其他受训者时会做得更好。在即将结束治疗的最后一个月，新治疗师可以参与当前治疗师和患者的一次治疗，以便互相介绍。在同一次治疗中，治疗师可以讨论患者的目标，患者有机会向新治疗师询问他能想到的任何问题。新治疗师也可以询问患者对新治疗师的性别、交接的时间以及交接应如何进行的任何想法。这种合作可以帮助患者在可能感到自己正在被抛弃时获得一些自主感。

即使治疗已经到达了一个自然结束的终点，且双方就结束达成了共识，一些被迫结束时会出现的问题可能也会出现。患者必须对随时可以得到治疗师的幻想进行哀悼，也必须面对医患关系终究是短暂的这一事实。其他被抛弃或中断的关系的回忆可能会浮出水面，而患者可能有机会对这些记忆进行更详尽的检验。

许多因结束治疗而苦恼的患者难以用语言向治疗师表达他们的感受。通常，这些担忧会在各种类型的症状中表现出来。它们必须作为对结束的反应的一部分被考虑，而不是被轻率地"处理"。

　　Y女士，24岁，患有边缘型人格障碍和贪食症，11个月以来一直在接受Z医生每周一次的个体治疗。在结束治疗前，她已经有几个月完全停止了自伤。她的心智化能力以及在实施冲动行为前进行思考的能力也有了很大的提高。在实习期结束前4个月，一次治疗开始10分钟后，Z医生决定向Y女士提出结束治疗的问题。Y女士开始静静地哭泣，并在接下来的40分钟里一直啜泣。她说她感到悲伤，无法面对新的治疗师。她还表达了对Z医生的愤怒，因为她感到就好像自己才"渐渐敞开心扉"，治疗师却要离开她了。Z医生对离开她的患者感到内疚，但她同时感到高兴的是自己很早就提出此事，并有充足的时间与患者讨论。她甚至考虑过让Y女士继续在她的私人诊所里接受治疗的可能性，但她的督导师提醒她，以这么低的收费，她最终可能会怨恨自己在遭受内疚折磨时所做的决定。

　　Y女士下次来做治疗时，她一开始就对Z医生宣称："我昨晚割伤了自己。"Z医生默默地为事态发展到如此地步感到痛苦，因为她认为自伤已经是过去的事了。她再次开始为结束治疗对她的患者造成的影响感到内疚。Y女士接着说，割伤自己的诱因是她探访了正在狱中的男友。在那次探视之后，她给他打了电话并提出分手。为了努力缓解分手带来的情感痛苦，她割伤了自己。然而，她向Z医生承认，割伤并没有真正地帮助她。她没有把自伤行为与前一次治疗联系起来，那次她得知将不得不与Z医生结束治疗。因此，Z医生提出了这样一个事实，即割伤行为原本已经消失，但在宣布结束治疗后又重新出现了。Y女士想了一会儿，然后回答说，在割伤自己之前她曾有个幻想，自伤可能会导致她需要住院治疗（Y女士在她的整个病程中从未住过精神病医院）。当Z医生问她为什么会有这样的幻想时，Y女士回答说，如果她住院了，其他人比如她的母亲和男友可能会更关心她，觉得要对她负责。Z医生默默地注意到，Y女士没有把她的治疗师包括在那些可能会更关心她的群体当中。不过，Y女士确实问到，她路过时瞥见的一位诊所里的男治疗师是否会成为她的新治疗师。

下一次治疗开始时，Y 女士说她感到很"迷茫"。Z 医生想知道这种感觉是否与即将到来的结束有关。这一次，Y 女士能够承认这一联系，然后热泪盈眶。然而她很快就改变了话题，询问 Z 医生对选择各种工作的意见。Z 医生指出她是如何一直回避结束主题的，Y 女士又开始流泪。她静静地说出了她的想法："那个，人们都说天下没有不散的筵席。"沉默了片刻后，她回忆起在 7 岁时父亲是如何离开母亲的。这又让她联想到 14 岁时祖母的去世。最后，她提起了高中时和初恋男友分手的情感痛苦。她注意到这些丧失在某种程度上与失去治疗师类似，但她很快否认了自己的愤怒，说她认识到离开她不是 Z 医生的选择。在这次治疗结束时，她说在直接谈论这件事情并哭了一会儿之后，感觉好多了。

在这个案例中，患者通过行为表达了她失去治疗师的感受。通常，结束治疗时症状会有反复，就像 Y 女士在维持良好的冲动控制数月之后又开始割伤自己一样。在某些方面，症状的反复可以被视为对被动丧失治疗师的抗议。Z 医生做了一项有效的工作，她帮助患者认识到这种付诸行动是如何与失去治疗师所带来的难以忍受的情感联系在一起的。通过帮助 Y 女士清楚地表达这些情感，Z 医生也向 Y 女士表明，即使情感上的痛苦不能立即消失，这种感觉也是可以忍受的。

然而，有些患者对治疗师关于行为意义的解释没有反应，治疗师可能需要做出一段时间的退让。如果治疗师坚持认为患者的评论和行为与结束有关，实际上可能会让情况变得更糟，因为患者会坚持认为没有什么好探索的。如果这个话题被反复提及，患者可能会开始觉得治疗师是在追求自己的目标，而不是患者的计划。

结束就是界限可能变得更容易模糊的时候。患者可能会觉得他们有权问治疗师一些私人问题。有内疚感的治疗师可能感到有必要采取更私人的接触，并更多地暴露自己。患者和治疗师都很难失去一段重要的关系，而且有一种无时无刻不存在的风险，那就是双方合谋否认丧失。这种合谋可能表现为一起计划结束后的见面或想象一种社交关系。治疗师应特别警惕在结束阶段对职业界限的妥协（Gabbard 2016）。有些患者可能希望在最后一次治疗时给治疗师一份小礼物，通常我们会建议治疗师礼貌地接受礼物，因为已经没有时间去处理它的意义了。然而，如果礼物很昂贵，或者礼物的个人性质引起了治疗师的担忧，那么治疗师很可能会拒绝这份礼物，并讨论患者对自己不接受这份礼物的决定的反应。有些患者可能会在最后一次治疗中自发地给治疗师一个拥抱，而治疗师不得不再次面对这样的事实：如果拒绝了这个拥抱，今后就没有时间再去处理它了。大多数治疗师会简单地接受这个拥抱，并祝患者一切顺利。对于有特别的情欲或性欲化移情的患者，治疗师可能希望通过提前充分地谈论它，并在最后一次治疗中讨论拥抱的潜在意义，来避免这样的事件发生。

　　一些患者会问，他们在将来有问题时是否可以联系治疗师。如果结束治疗是双方协商的，且后续没有治疗师去接手治疗时，未来进一步治疗的可能性毫无疑问应是开放的。治疗师可以告知患者"大门永远为你敞开"。然而，如果患者被转诊给诊所内的另一位治疗师，假设患者在约见新治疗师的同时还继续联系原来的治疗师，那么这种关系有相当大的可能性会产生分裂。在这种情况下不应鼓励结束治疗后的联系。

作为治疗策略的结束设置

　　有时因为患者显然没有以建设性的方式使用治疗，治疗师会感到需要明确地设置治疗的终点。有些患者可能缺乏朝着目标努力的动机，而只是简单地希望把治疗师当作一个回声板。朋友也可以成为回声板，如果患者对探索无意识动机和改变适应不良的模式不感兴趣，那么治疗可能就不值得花费那么多的时间和金钱。其他患者即使有了实质性的改善，也可能拒绝讨论结束治疗，甚至不愿去想。这些患者可能还需要由治疗师设置一个明确的结束日期，通过这样的方式在他们的身后"点一把火"。有时，结束的确定性会使患者集中思考结束前需要完成什么，以及在结束治疗的过程中需要共同解决哪些障碍。如前文所述，一些患者发现他们无法结束治疗。这些"治疗性无期徒刑者"往往直到多年的治疗后，在尝试结束治疗时才能被识别出来。当计划结束治疗时，他们可能开始出现严重的症状，有些人甚至需要住院治疗。治疗师必须对一小部分患者采取"无期徒刑者"策略，这些患者可能需要定期的联系以防代偿失调，每次间隔 3 个月、6 个月甚至 12 个月。然而，在做出这个决定之前，建议治疗师与上级医师或督导师讨论这个策略，以确保它不是由反移情内疚而产生的。

单方面结束治疗

有时，治疗师会被迫单方面结束治疗。患者可能会拒绝遵守治疗条款。治疗师可能已经设置了一些界限，如禁止服用非法药物或停止在半夜打电话，但患者仍继续我行我素，那就需要考虑单方面结束治疗。单方面结束治疗的另一个原因是患者拒绝支付治疗费用。有时，治疗师的反移情过于强烈，以至于干扰了治疗师的思考能力。在这种情况下，除了将患者转诊给其他治疗师以外，可能别无选择。如果治疗达到了这种性质的危机程度，明智的做法是，治疗师向资深同事寻求指导，以讨论结束治疗的利弊。

如果患者拒绝来治疗，也可以单方面结束治疗。如果患者没有打电话告知治疗师就缺席了一次治疗，大多数治疗师会先观望，看看下一次治疗会发生什么，然后再采取行动。如果一位已知有自杀倾向的患者没有打电话就缺席了已预约的治疗，大多数治疗师可能会打电话给患者，看看他是否在考虑自杀或计划实施某种自伤行为。然而，即使是非自杀倾向的患者，当他们连续缺席两次治疗时，治疗师也应该打电话询问其是否愿意继续进行治疗。如果患者对缺席治疗有很充分的解释，并希望继续治疗，那么治疗师可以体谅。如果患者不回电话或继续缺席治疗，大多数治疗师会给其写信表明治疗已经中止了。在美国的大多数州，假如治疗师已经仔细评估了患者的自杀倾向或对他人的危险性，那么中止治疗是完全合法的。结束治疗的通知应以书面形式呈现，并应提供一份其他可能的治疗者或诊所的名单，以备患者将来寻求治疗时提供参考。

总结

修通是对涵盖治疗关系内外患者一生中的重复模式的系统性解释、观察、面质和澄清。在严重紊乱的患者中，这一过程可能包括通过特殊设计的技术不断地努力促进患者的心智化，以帮助其看到他们对他人的感知是基于他们自己的情绪状态和内部表征的。

尽管（治疗师）努力进行修通，有些治疗联盟还是会陷入僵局。这些僵局可能会导致对"停滞不前"的移情和反移情的仔细检查。僵局的一些亚群可能反映了一种被称为负性治疗反应的现象，即治疗师帮助患者的尝试却引发了患者病情的恶化。

治疗双方必须根据患者的治疗目标是否达到来对结束进行共同评估。患者的症状在结束治疗时可能会复发，这可能表达了患者对结束的感受。一些患者在面对结束时可能会固执己见，因此治疗师应该考虑多种应对策略。

（薛飞　译）

参考文献

Aron L: Working through the past—working toward the future: relational perspectives and working through. Contemp Psychoanal 27:81–108, 1991

Bateman A, Fonagy P: Mentalization-Based Treatment for Borderline Personality Disorder. Oxford, UK, Oxford University Press, 2006

Beck NC, Lambert J, Gamachei M, et al: Situational factors and behavioral selfpredictions in the identification of clients at high risk to drop out of psychotherapy. J Clin Psychol 43:511–520, 1987

Diener MJ, Hilsenroth MJ, Weinberger J: Therapist affect focus and patient outcomes in psychodynamic psychotherapy: a meta-analysis. Am J Psychiatry 164:936–941, 2007

Feiner AH: Countertransference and the anxiety of influence, in Countertransference. Edited by Epstein L, Feiner AH. New York, Jason Aronson, 1979, pp 108–128

Fonagy P: Attachment Theory and Psychoanalysis. New York, Other Press, 2001

Gabbard GO: On gratitude and gratification. J Am Psychoanal Assoc 48:697–716, 2000

Gabbard GO: Miscarriages of psychoanalytic treatment with suicidal patients. Int J Psychoanal 84:249–261, 2003

Gabbard GO: Techniques in psychodynamic psychotherapy, in Textbook of Psychotherapeutic Treatments. Edited by Gabbard GO. Washington, DC, American Psychiatric Publishing, 2009a, pp 43–67

Gabbard GO: What is a "good enough" termination? J Am Psychoanal Assoc 57:575–594, 2009b

Gabbard GO: Boundaries and Boundary Violations in Psychoanalysis, 2nd Edition. Arlington, VA, American Psychiatric Association Publishing, 2016

Goldberg A: Between empathy and judgment. J Am Psychoanal Assoc 47:351–365, 1999

Gorkin M: The Uses of Countertransference. Northvale, NJ, Jason Aronson, 1985

Luborsky L: Principles of Psychoanalytic Psychotherapy: A Manual for Supportive Expressive Treatment. New York, Basic Books, 1984

Menninger KA: Theory of Psychoanalytic Technique. New York, Basic Books, 1958

Safran JD, Muran JC: The resolution of ruptures in the therapeutic alliance. J Consult Clin Psychol 64:447–458, 1996

Safran JD, Muran JC: Has the concept of the therapeutic alliance outlived its usefulness? Psychotherapy: Theory, Research, Practice, Training 43:286–291, 2006

Shafer R: The Analytic Attitude. New York, Basic Books, 1983

Wallerstein R: Forty-Two Lives in Treatment. New York, Guilford, 1986

第 10 章

督导的运用

　　长程心理动力学心理治疗发生在二人之间，但是案例督导是通过患者 – 治疗师 – 督导师三人组来开展的。患者向治疗师卸下痛苦的情感和羞耻的记忆，期望治疗师能容纳它们。反过来，受训的治疗师向督导师卸下同样的内容，同样期望督导师能处理治疗师难以应对的问题。对新手治疗师来说，督导师是他们认同的角色榜样。在督导的过程中，受训者可能会内化督导师，以致有时候会觉得在治疗自己的患者时，他们在"扮演"督导师的角色。事实上，受训者最终会把督导师带入自己的办公室，把他们作为指导自己处理治疗中的困难时刻的内部表征。

　　个体督导常为一周一次，被督导者向督导师解释治疗中所发生的事情。好的督导师会避免以独裁者的姿态告诉被督导者该做什么（除非有异乎寻常的错误发生）。相反，他们对所有干预的可能后果提出问题。他们教给被督导者一种能够取得最大化疗效的对心理治疗过程的思考方式。在这点上，督导者在向被督导者传递信息的方式上表现得更民主而不是专制（Greben and Ruskin 1994）。

督导的材料

　　用于督导的材料因培训中心的不同而不同。有些督导鼓励使用录像带，有些喜欢用录音带，其他人则偏好使用详细的过程记录。每种方式都各有优缺点。

　　治疗录像的优势是可以同时捕捉到治疗中双方实际所说的内容和非言语交流，从而提示那些没有说出来的内容（Alpert 1996）。督导者能很好地理解被督导者和患者在一起时的实际行为以及他们是如何灵活反应的。然而，必须谨慎权衡其不足之处。生态学家都知道在自然的生长环境下研究动物很困难，因为观察者的存在改变了自然的生长环境。与之类似，摄像机的存在改变了心理治疗的基本框架。本该属于办公室密闭门后的隐私空间内的秘密谈话向一个看不见的观察者敞开了。患者可能有意或无意识地被摄像机的存在所影响，结果是他们把自己的问题过滤后再呈现给治疗师。令人羞耻的秘密被隐藏了起来，知道有人在观察治疗过程可能会导致他们回避令他们感到尴尬痛苦的情感状态。新手治疗师也会因为摄像机的使用而表现出类似的抑制反应。这种抑制可能会使其表现得更正式，或感到他们必须避免自发性以做出"正确的"干预——以赢得督导师的认可。因此，对治疗进行录像可能会让双方都有一种在表演的感觉。

　　录像还带来了其他方面的挑战。患者可能在治疗开始时签署了录像的知情同意，但是他们私下里可能觉得也别无选择，自己是被迫处于感到隐私被威胁的情境中。如果感到被剥削，他们可能会发现很难讨论这种被利用的感觉，因此最后就成为一个影响整个治疗的隐藏背景。使用录像的受训者应和患者一起全面探讨其他可能的选择，并清楚告知患者录像是非强制的。录像的另一个弊端是督导者可能花费太多时间去关注互动的细节，而不是治疗的核心主题。

　　作为一种替代，录音可能在开始时的侵入性没那么强，但在治疗师打开录音机时也会出现录像中同样的问题。伦理问题是类似的，患者和治疗师的抑制也可能是相同的。此外，录音还会失去记录视觉和非言语信息的这一优点。

在大多数培训中心，提供治疗笔记可能是长程心理动力学心理治疗个体督导的首选形式。偏好这种方式的原因与如何定义心理动力学治疗中的"材料"有关——心理动力学治疗师感兴趣的不仅仅是双方的对话。心理治疗的概念模型本质上是"两个人的事"，心理动力学治疗的督导师想要知道治疗师内部正在发生什么。当治疗过程笔记呈现在督导中时，督导师想要知道治疗师如何感受患者、如何思考对患者进行的各种干预以及如何体验患者对干预的反应。在这一点上，材料被认为涉及治疗师在各种表现中的主观性和反移情。治疗师推迟开始治疗的时间了吗？在治疗中治疗师感到厌倦和不耐烦了吗？治疗师难以按时结束治疗吗？如果是这样，为什么呢？

向督导师报告上述材料的主要障碍是被督导者坚持要记录下治疗中所说的每一句话。某些受训者非常担心会遗漏重要信息，被迫使出浑身解数去记下每一句话。对记下患者每一句话的过度忧虑会干扰治疗师共情地沉浸在患者的体验中，也会干扰对治疗中活现的细微移情和反移情的观察。因此，不鼓励在治疗过程中记笔记（参见第 3 章"心理治疗的具体细节：开始"）。最重要的是，治疗师必须与患者**在一起**，并开放地体验在治疗关系的情境下激发的情感状态。

如果受训治疗师在治疗结束后做笔记，就能向督导呈现出更多有用的信息。这些笔记应该表达在这一小时中讨论的最重要的主题和治疗师采取的干预。倘若受督导者能在督导开始时就谈到治疗中的一般主题和他们的特殊困难，那么督导的时间通常会得到更有效的利用。例如，被督导者可能会带着这样的报告来接受督导：

我发现自己在应该和这个患者做哪些工作上有困惑。他用一系列外部事件占据着全部治疗时间，而对他的内在世界和烦恼所言无几。他通常不给我评论任何事情的空间，而当我做回应的时候，他就不屑一顾。我发现自己每周都对做治疗很恐惧，有时我会推迟开始治疗，因为我真的不想和他度过那乏味的一个小时。当我坐在那儿时，我经常会走神，我真的需要你帮助我弄明白如何打破这种无力的循环。

在对治疗中问题基调的设定做了介绍后，被督导者可以叙述某一次治疗的细节来阐明其主题。通过以这种方式来呈现材料，被督导者也能认识到一个学习问题，因此督导者就能够聚焦于那个特别的问题来帮助受训者。

督导联盟

督导关系中被督导者的脆弱性在许多方面与治疗关系中患者的脆弱性类似。因此我们可以称之为**督导联盟**（supervisory alliance），其与治疗联盟有许多共同之处（Lomax et al. 2005）。督导者身负多重职责，可能会压抑被督导者。他们必须确保患者获得了合格的治疗。他们也有责任教授被督导者心理治疗的基本技能。此外，在大多数培训中心，他们有责任评估被督导者的长处和不足，并向培训中心负责人提交一份报告。督导者的任务是创造安全的环境，使被督导者能完全开放地报告治疗。创造这种安全感要求督导者能够敏锐地感受到受训者的脆弱性。

对建立和维持一个足够安全的督导联盟，使治疗师坦诚地展现治疗中所发生的情形，Lomax 等人（2005）提出了一些建议。督导师可能希望通过发现被督导者对心理治疗的了解以及被督导者以往的受训背景来开始督导。督导者可能也想知道被督导者在以往的心理治疗中遇到了哪些困难。

在被督导者已经选择了督导师的培训经历中，探讨被督导者的期望和选择特定督导师的原因可能是值得的。督导师和被督导者都应当非常坦诚地交流他们如何理解督导以及如何更有效地使用它。督导师应该告诉被督导者什么样的信息会以最理想的方式促进学习。对重新安排督导的期望或对取消督导的处理都应该公开讨论。与督导的约定应有足够的灵活性，这样就可以定期地谈论与患者无关的话题。同时，督导师应清楚地知道督导的目的，并确保督导时间不会被侵占而剥夺了被督导者良好的学习体验。

可能督导中最具挑战性的方面是形成一种氛围，受训者在其中感到能把治疗中发生的所有事情都提供给督导师。新手治疗师通常会感到一种强烈的自恋性脆弱，因为当他们确实不笃定自己在做什么时，他们会尝试表现得像一个治疗师。有些人对这种脆弱感的处理方式可能是把注意力几乎全部放在患者的评论和行为上，反而将他们自己置身事外（Issacharoff 1984）。如果被督导者是精神科住院医生，他们可能把患者当作一个病例而不是两个人的过程，他们对这种医学模式的病例汇报方式感到更为舒适。正在学习心理治疗的受训者面临的冲突是，一方面报告那些使自己看上去比较好的地方，这样他们可以得到积极的评价；另一方面报告他们在治疗中的挣扎和困难，这部分可使学习的过程最有效，但可能会带来不那么精彩的评价（Greenberg 1980; Wallace and Alonzo 1994）。

不幸的是，众所周知，督导常常涉及材料的弄虚作假、对尴尬时刻的过滤或美化以及故意歪曲笔记以讨好督导师和避免批评（Betcher and Zinberg 1988; Chrzanowski 1984; Hantoot 2000）。在受训者接受评估的情况下，为了获得良好的印象，对材料进行某些选择很可能是必然的。但是，若督导一开始就关注可靠的督导联盟，就可以创造出一种氛围，使被督导者最低限度地感到羞耻。例如督导者可以向被督导者强调，他们想要听那些错误和不确定的内容，因为只有呈现治疗中的这些部分，最有成效的学习才有可能发生。督导师可以强调他们并不期待被督导者在培训阶段就成为能够胜任的治疗师，以此来强化这种可能性。而且，如果督导师强调评估很大程度上取决于学生开放地与督导师一起分享和处理他们的挣扎的能力，而不是给出一个完美的表现，那么督导师的价值观将表达得更清楚，并且会使被督导者放弃任何过度的期望。

结束培训很久以后，在其整个职业生涯中，被督导者仍需从同行那里获得建议。开放地与他人分享在治疗中与患者间的挣扎能使学习最有成效。当治疗师尝试偏离常规做法时，与他人分享也有助于预防严重的边界侵犯。在这点上，初学者应铭记以下两个原则（Gabbard 1996, 2016）：

1. 如果在治疗中，你与患者间有任何不能够与督导师或上级医师分享的内容，那么你可能正沿着违反界限的歧路越走越远。

2. 在督导中你最想要回避与督导师分享的，可能恰恰是要与督导师讨论的最重要的内容。

当督导师与被督导者在协商督导的参考项时，督导师可能希望被督导者描述治疗的框架。那样，督导师就可以知道治疗师相比于通常的职业界限发生了什么样的偏离以及发生这些偏离的理由（Gabbard 2000; Waldinger 1994）。把治疗时间从 45 或 50 分钟延长到 60 或 65 分钟的被督导者，可以解释他们为何被迫延长结束的时间。那些免费或不坚持向患者收费的治疗师也可以解释他们在做什么。这种方式可以让治疗师在任何可能阻碍他们与患者设置合适界限的反移情问题上获得帮助。

督导中的界限问题

对被督导者在督导中透露的内容的讨论触及了更广泛的问题，即督导

师 – 被督导者关系中固有的界限问题。明显的界限是与契约关系这一关系性质相关的。例如大多数精神卫生专业机构，严厉禁止督导师与被督导者间的性关系。被督导者期望从督导师那里获得特定的服务，这种服务不应被督导师的个人事务所玷污。然而，更复杂的界限是治疗和讲授之间的界限（Gabbard 2016）。在强调二人心理学的时代，这种强调使得被督导者必须极大地暴露自己，而督导师必须警惕不要突破界限，从教师或督导师变成被督导者的治疗师。当被督导者报告了一个失误，比如，在移情还没有足够接近患者的意识层面并具备意义之前就过早给出了解释，督导师可以指出这个失误，并仅仅把它当作心理治疗教学的一部分。然而，当技术问题明显来自反移情问题时，督导师可能会难以决定是否要指出治疗师对患者的个人卷入，毕竟督导本身并不包括治疗协议。

关于督导中包含反移情的益处，督导师和被督导者可协商以达成共识。尽管如此，在抽象的意义上，确实很难界定反移情确切的界限。当被督导者正在移情 – 反移情的焦灼中挣扎时，督导和治疗的界限可能就会变得比较模糊。

被督导者可以通过分享他们此时此地对患者的反应而不是详细地讨论他们的个人问题及儿童期的根源，来帮助维持教育和治疗间的合理界限。督导师可以通过关注反移情来促进界限的完整，即从广泛的意义上来说患者在治疗师身上**引起**了什么样的反应，而不是关注治疗师的过去如何在此刻与患者的互动中被重现。换句话说，督导师并不对治疗师反移情的儿童期起源做出解释（Gabbard 2016）。这样，督导师把反移情当作患者在治疗之外体验到的某种人际关系问题的象征。他们不会把治疗师个人的冲突当作反移情出现的主要原因。了解如何在督导中讨论反移情，能促进督导联盟，并使被督导者在透露对患者的情感反应时感到更舒适和安全。对反移情及其普遍性和可接受性的教育可能对促进被督导者的暴露很有帮助。督导师要避免有任何批评的或"捕获"治疗师反移情的暗示，好像它是某种要小心回避的东西。过去，反移情仅仅被看作一种阻碍，是某种经过深度的个人分析就可以被消除的东西。现在我们不再这样看待反移情，这种带贬损的含义应该从督导的会谈中去除。

如同第 8 章"反移情的识别与处理"讲述的那样，反移情经常完全是无意识的，只有通过各种形式的活现才能被觉察。督导过程本身可能成为隐藏的反移情浮现的沃土。被督导者在向督导师汇报治疗过程时，可能会像患者与他们建立关系那样与督导师建立关系。文献中常把这个过程称为**平行过程**（parallel process, Doehrman 1976; Gabbard and Lester 2003; Gediman and Wolkenfeld 1980）。平行过程的机制与活现的机制没有明显差别。就像患者可能会用行动重复那些他们抗拒回忆起的东西一样，许多被督导者会活现治疗中的某些内容，而不是把它们说出来。通过这种再活现，治疗师可能无意识地认同了患者，并与督导师一起复制了移情的某一方面。而且，当被督导者开始像患者对待治疗师那样对待督导师时，督导师就开始体验到与治疗师类似的反移情。一个临床的例子可以阐明这一现象：

AA 医生在与她的患者的工作中感到越来越沮丧，她和 BB 医生在督导中讨论了她的沮丧。她感到对患者做出有效的治疗性干预十分困难。她一周又一周地描述着这个患者，并指出当自己尝试使患者聚焦在他想在治疗中解决的特定冲突上时，他是多么难以捉摸。这个患者喜欢谈论抽象的和形而上的问题，而不是他想要在自己的人生中做出的具体改变。AA 医生和她的督导针对这个患者的材料做出了许多概念化，但似乎都不适合这个患者的体验。举例来说，AA 医生曾说过一点，"你不愿意聚焦于任何目标是不是因为要做出改变的想法使你感到恐惧呢？"患者回应道："不，我不这样认为。我大部分时间都很痛苦，所以我的确想要改变些什么。"

当这样解释不通时，BB 医生向 AA 医生提供了另一个策略：是不是因为如果患者从她这里获得了帮助，就会对自己感觉很糟，所以不惜以自己为代价来挫败 AA 医生呢？当 AA 医生向患者这样解释时，他再次否定，并强调自己真的想从 AA 医生这里获得帮助，也真的不想挫败她。

这种给予建议的模式不断地在治疗和督导中重复着。最终，BB 医生开始理解 AA 医生在治疗中感到多么地无助和无能，因为在督导中他也有同样的感受。他问 AA 医生，她是否感到无助。AA 医生承认了，她说她感到不管说什么对患者来说都没什么两样，她在想作为一个治疗师她是不是很失败。BB 医生吐露了他在督导的平行过程中确切地体验到了她在治疗中所体验到的——即作为督导师他是失败的，因为他的任何建议似乎都没能在治疗中奏效。然后他问了 AA 医生几个问题：患者和她是否再现了什么反映患者内心世界的东西？有什么原因使他想要在 AA 医生身上引起失败或无助的感觉？当 AA 医生再去见患者时，她没有提供可能的解释和建议，而仅仅是对治疗过程以及为何她会感到自己说的对他毫无用处进行了观察。她想知道这是否在重现某种东西，而患者立即说他的母亲总是对他说同样的话。这导致他们开始探讨对治疗师的母亲般的移情，而患者需要使母亲受到挫折。

在心理治疗中，治疗师必须对患者投射来的痛苦情感状态进行"解毒"。当督导师被唤起了类似被督导者所困惑的情感时，类似的事情也就在督导中发生了。BB 医生试图容纳这些情感并找到方法帮助被督导者将之有效地运用到治疗过程中（Gabbard 2016; Gabbard and Wilkinson 1994）。他尝试用语言将无效和无能为力的感觉表达给被督导者，帮助被督导者理解与患者在一起的治疗过程。在这种情况下督导师的自我暴露可能同治疗师对患者的自我暴露一样有价值。

这个案例也阐明督导师可能有时会将自体和客体表征及其相关的情感投射到被督导者那里。换句话说，另一种理解此案例的方式是，督导师可能已经"接管"得太多，并告诉被督导者该如何治疗患者。然后被督导者也可能将患者当作需要被告知如何做的人，而不是鼓励更多的自我主动。平行过程可在任一方向上起作用。不管我们如何理解督导师和被督导者之间的过程，从这个讨论中得出的最重要的原则是，督导师和被督导者必须勇敢地去检查发生的一切，去看看这到底呈现了治疗中的哪些困难。

先前的这个案例说明了督导是在一个三人情境中发生的（Berman 2014）。无论教学目标是什么，督导都会带来情感上的影响，督导师和被督导者都会体验到自恋的脆弱性，因为双方都竭力给另一方留下好印象（Berman 2014; Gabbard 2016）。有时，这种影响可能表现为督导师和被督导者对首选的理论模型的冲突。另外，在治疗过程中，被督导者也从别的督导师那里获得指导，因此也可能出现"竞争的督导师们"的局面。Sarnat（2014）指出督导师的活现和治疗中的活现一样常见，并可能一样有用和具有启示性。如果督导的活现对于双方来说都是可见的，那么处理这些活现可能对促进学习过程有所裨益。

当在督导联盟中建立了良好的信任时，有准备的角色扮演可能是一种非常好的促进治疗中隐藏的反移情或盲点显现的方法。当被督导者扮演患者的角色、督导师扮演治疗师的角色时，这种方式让被督导者有机会看到督导师可能如何处理患者带给治疗师的问题。同样地，在扮演患者的过程中，被督导者对患者如何体验治疗师对帮助他所做出的努力有了更多的共情。

督导中的常见问题

闲聊的督导师

许多指派给受训者的督导师是临床医生，他们花费了大量时间倾听患者的问题。当被督导者走进他们的办公室时，他们可能会抓住这个机会闲聊，而不是帮助被督导者解决来自患者的问题。因为他们天天和患者打交道，可能在被督导者到来时希望进行一点社交活动。有几分钟这样的互动还是可以忍受的，甚至是舒服的，因为这会令被督导者放松下来。然而，当它成为一种模式而影响被督导者的学习过程时，那就需要采取一些行动来处理了。

某些私人开业的、感到孤独的督导师可能希望与被督导者闲聊一些他们都认识的熟人。他们可能会从被督导者那里打探某位同行近期的私人生活动向，或受训者所来自的某个学术机构近期的状况。有些人希望谈论电影、电视节目或书籍，因为在看了一整天的患者之后，他们实在是渴望与人闲聊。

有些被督导者简单地通过一走进门就开始讨论患者来应对这种类型的督导师。这种"直奔主题"的态度很清楚地向督导师表明被督导者到这里来是为了获得处理患者问题的帮助的。如果这种方法不管用，即督导师打断了被督导者而要闲聊，也许有必要进行温和地面质："X 医生，我无意冒犯，但是今天对于这个患者我真的需要帮助，因此如果你不介意，我想回到我们讨论的内容上。"许多被督导者害怕坚持自己获得督导的权利，因为他们对督导师的移情是把他当作行业中杰出的、权威的人，他们有评价他的权利。然而，大多数督导师能认识到督导的职责，他们会对这样温和的面质迅速做出回应。如果他们坚持自己的行为，被督导者可能需要向培训主管报告此事。

昏昏欲睡的督导师

为了适应患者的时间安排，督导师可能会工作时间过长，这可能会导致他们在督导中走神，因为督导中的压力毕竟比和患者在一起要小。他们甚至会在听的时候昏昏欲睡。这种常见的体验会让接受培训的治疗师很不安，他们害怕自己会令督导师感到厌倦，可能还会觉得应对督导师的昏昏欲睡负责任。事实上，被督导者没有义务去取悦督导者。但不管怎样，督导中是否有某种双方可以处理的共同建构的现象，还是值得探讨的。被督导者可以对督导师说："我注意到你的眼皮变得沉重了，我想知道是否是我的报告令你昏昏欲睡。有更好的、使我们在做督导时更有活力的模式吗？"这种方法既考虑了被督导者造成督导师的困倦的可能性，也打开了考虑不同的督导模式的可能性。在有些情况下双方一起喝杯咖啡这样的小事可能会有帮助。

没有界限的督导师

一位女性被督导者来到男性督导师的办公室，督导师让她坐在他旁边的躺椅上。她应对得很恰当，她只是说她喜欢坐在椅子上。不是所有的受训者都会想到要与没有界限的督导师保持边界。有些人可能会因为对督导师的移情而感到受胁迫。他们可能会感到除了顺从督导师的一时兴致外别无选择。没有界限也可以表现为好打听。有些督导师会八卦被督导者单身还是已婚、是异性恋还是同性恋、是否在接受个人治疗或分析，或者是否有特殊的童年期的困难。有些督导师还可能会拥抱被督导者或亲吻被督导者的脸颊。在这些情况下，被督导者需要能自在地公开表达对督导带来的无边界情境的不适。通常简单地说出"这令我不舒服"就会使督导师的那些行为停下来。如果无效，被督导者可能需要向培训主管投诉。

专制的督导师

在每一个督导情境中，如果督导师表现得自己的干预都是完全正确的，那么这可能会令被督导者感到气馁。确定感对被督导者来说可能确实会有极大的吸引力，因为心理治疗的实践中有如此多的不确定。督导师的确定可能来自一个信念，即某个特定的理论模型是"真理"的化身。因此，专制的督导师传递出的可能是，受训者所需要做的是掌握这个首选的理论模型，从中找到治疗困境中的所有答案。

尽管督导师的确定感的确有吸引力，但许多被督导者感到，一旦当他们不能坚持督导师喜欢的理论时，就会辜负督导师的期望。至少，受训者应该能自在地请督导师根据潜在的理论模型来解释他们给出的建议的依据。例如，如果一个自体心理学取向的督导师坚持受训者需要更多地共情患者的观点，那么受训者可以让督导师解释共情方法的理由，然后讨论督导师认为其他方法可能存在的问题。

受训者不应感到必须强迫患者适应督导师喜欢的理论。如果他们发现其他的观点更适用于患者，那么他们应该向督导师说明，并鼓励对这个话题进行开放的对话。患者很难从只会听凭权威督导师建议的治疗师那里获益。受训的治疗师，像所有的治疗师一样，必须在治疗情境中毫无负担地保持灵活性和自发性。

不想结束的督导师或被督导者

在培训年的尾声到来时，多数培训项目建议学生找另一个督导师继续督导，这样他们可以从不同的督导风格中获益，并接触到心理治疗的不同理论模型。一些被督导者可能对督导师发展出强烈的依恋，并感到很难在学年结束时与督导师中断关系。他们甚至会要求与同一位督导师再续一年的督导。尽管这可能讨好了督导师，但在培训期间学习多种心理治疗的视角可能是对学生最有利的。偶尔，督导师会提出要求继续督导，他在和学生的工作中经历了积极的体验而不想结束督导关系。在这种情况下，即使可能伤害督导师的感情，被督导者也一定要顶住压力，跟随新的督导师继续探索之旅。当类似的问题出现时，培训机构可以出台规定来限制督导持续的时间，这帮助被督导者拥有了可以依托的结束条款。

从督导到向顾问咨询师寻求指导

在受训学年期间对督导的有效使用为受训者整个职业生涯的咨询工作奠定了基调。治疗师应该培养这样一种态度——他们不需要对咨询中的所有困难都亲力亲为。尽管治疗师有他们自己的治疗体验——这对心理动力学治疗是非常有帮助的——但不得不说的是，他们仍然有盲点。没有被卷入移情和反移情的动力旋涡中的顾问咨询师为二元体提供了一个外部的视角，当治疗师与患者陷入僵局时，这是有巨大价值的。

一旦治疗师脱离了培训，向顾问咨询师寻求指导对他们来说意味着额外的费用。治疗师在大多数个案中是必须付指导费的，而且他们为面见顾问咨询师在路上奔波也耽误了不少工作时间。因此，在遇到很大的困难时，治疗师也经常寻找许多借口和合理化的理由来回避向一位同事寻求指导。许多选择心理治疗师为终生职业的人，在一种极端形式的隐私的保护下，无意识中有一种对一系列排他性的二元关系的需要（Gabbard 2000）。这种接近于亲密关系的设置将外部的第三方排除在外，以此创造一个私密的情境，禁止其他人参与一切活动。违反界限是治疗师职业生涯中非常常见的风险，因此引入第三方审查治疗过程对于预防严重的违规行为是不可或缺的一部分。当顾问咨询师被带入这个场中时，治疗过程不再是一个排他的属于两个人的秘密，原本类似于亲密关系的设置被一个在场的观察者打破了。顾问咨询师或许能充当一个辅助的超我角色，帮助治疗师清晰地思考治疗情境的适当边界，避免将各种违反边界的行为合理化。

对保密的重视是指导的一个阻碍，但顾问咨询师自己作为治疗师时在保密上也有同样的局限，所以顾问咨询师不可以与外部的任何人分享信息。为了进一步保护机密性，治疗师可能要避免使用患者的真实姓名或其他可以识别身份的特定信息。一些治疗师更喜欢向居住在另一个城市的顾问咨询师寻求电话（或视频）指导，这时顾问咨询师就没有任何机会去辨认患者的身份了。

治疗师总是能通过仅仅与顾问咨询师分享部分信息来破坏指导。另一个常见的策略是治疗师选择他们知道一定会赞同自己的顾问咨询师来指导自己。当治疗师在治疗过程中卷入一个引起质疑的行为时，他们可能以一种顾问咨询师认可的方式来呈现问题，并记录下顾问咨询师所说的话，从而巩固他们已经偏离正常轨道的治疗行为。理想的顾问咨询师能创造出一种接纳和包容的氛围，但同时愿意面质治疗师在治疗中有问题的评论或行为。有益的指导始于对顾问咨询师的谨慎选择。在督导和指导中，除了认真严谨地诚实报告患者和治疗师在治疗中的表现外，没有其他的捷径可走。

总结

长程心理动力学治疗的个体督导框架通常为 1 周 1 次。督导的材料可来自录像带、录音带或详细的过程记录。每种方法都有其优缺点。当督导开始时，督导师和被督导者都应该积极建立督导联盟，使治疗师在其中感到足够安全，能坦诚地暴露治疗中所发生的事情。初学者应该记住一个原则，即他们最不愿意在督导中分享的可能就是最重要的、需要和督导师讨论的问题。督导师必须保持督导的界限，即反移情被看作患者在治疗师身上所引起的反应，而不是被督导者个人问题和童年期经历等原因所造成的反应。平行过程经常发生，其中督导师和被督导者之间所活现的事情经常反映了患者和治疗师之间活现的事情。督导双方都应注意这些问题发展的可能性。完成一个培训项目之后，新手治疗师应该把定期寻求指导作为实践的一部分，以提高技能并避免和患者工作时违反界限。

（薛飞 译）

参考文献

Alpert M: Videotaping therapy. J Psychother Pract Res 5:93–105, 1996

Berman E: Psychoanalytic supervision in a heterogeneous theoretical context: benefits and complications. Psychoanal Dialogues 24:525–531, 2014

Betcher RW, Zinberg NE: Supervision and privacy in psychotherapy training. Am J Psychiatry 147:796–803, 1988

Chrzanowski G: Can psychoanalysis be taught? in Clinical Perspectives on the Supervision of Psychoanalysis and Psychotherapy. Edited by Caligor L, Bromberg PM, Meltzer JD. New York, Plenum, 1984, pp 45–58

Doehrman MJG: Parallel processes in supervision and psychotherapy. Bull Menninger Clin 40:3–104, 1976

Gabbard GO: Lessons to be learned from the study of sexual boundary violations. Am J Psychother 50:311–322, 1996

Gabbard GO: Consultation from the consultant's perspective. Psychoanal Dialogues 10:209–218, 2000

Gabbard GO: Boundaries and Boundary Violations in Psychoanalysis, 2nd Edition. Arlington, VA, American Psychiatric Association Publishing, 2016

Gabbard GO, Wilkinson SM: Management of Countertransference With Borderline Patients. Washington, DC, American Psychiatric Press, 1994

Gediman HK, Wolkenfeld F: The parallelism phenomenon in psychoanalysis and supervision: its reconsideration as a triadic system. Psychoanal Q 49:234–255, 1980

Greben SE, Ruskin R: Introduction: significant aspects of the supervisor-supervisee relationship and interaction, in Clinical Perspectives on Psychotherapy Supervision. Edited by Greben SE, Ruskin R. Washington, DC, American Psychiatric Press, 1994, pp 1–10

Greenberg L: Supervision from the perspective of the supervisee, in Psychotherapy Supervision: Theory, Research, and Practice. Edited by Hess AK. New York, Wiley, 1980, pp 85–91

Hantoot MS: Lying in psychotherapy supervision. Acad Psychiatry 24:179–187, 2000

Issacharoff A: Countertransference in supervision: therapeutic consequences for the supervisee, in Clinical Perspectives on the Supervision of Psychoanalysis and Psychotherapy. Edited by Caligor L, Bromberg PM, Meltzer JD. New York, Plenum, 1984, pp 89–105

Lomax J, Andrews LB, Burruss JW: Psychotherapy supervision, in Concise Oxford Textbook of Psychotherapy. Edited by Gabbard G, Beck J, Holmes JA. Oxford, UK, Oxford University Press, 2005, pp 495–506

Sarnat J: Disruption and working through in the supervisory process: a vignette from supervision of a psychoanalytic candidate. Psychoanal Dialogues 24:532–539, 2014

Waldinger RJ: Boundary crossings and boundary violations: thoughts on navigating a slippery slope. Harv Rev Psychiatry 2:225–227, 1994

Wallace E, Alonso A: Privacy vs. disclosure in psychotherapy supervision, in Clinical Perspectives on Psychotherapy Supervision. Edited by Greben SE, Ruskin R. Washington, DC, American Psychiatric Press, 1994, pp 211–230

第 11 章

评估长程心理动力学
心理治疗的核心胜任力

对心理治疗师的评估总是具有挑战性的。就其本质而言，心理治疗是一种对私密性有要求的治疗方式。如第 10 章"督导的运用"所描述的那样，引入录音设备或第三方观察者改变了治疗的基本设置，因此治疗师和患者的行为可能会与他们私下的表现不一样。同样地，当依靠笔记来传达心理治疗过程中发生的事情时，治疗师可能会构建一个包含虚构成分的一个小时治疗的版本，其中的许多内容可能会对治疗师更有利。

人们还必须要面对定义**胜任力**（competency）到底意味着什么的问题。一个有帮助的来自《新简明牛津英语词典》（*New Shorter Oxford English Dictionary on Historical Principles*）的定义是："足够或充足的数量、范围或程度"（Brown 1993, p. 459）。这个定义的优点是建立了适度的期望。一个人不需要成为专家才能够胜任——只需要"足够"就可以。信誉良好、受人尊敬的心理治疗师通常会认为自己是一个需要终身学习的学生，总是在学习各种方法来提高自己的技能。专业的技能即使对经验丰富的治疗师来说也是难以捉摸的。我们大多数人在处理与患者沟通的误会、失败的共情和反移情重现时，总是努力表现得非常熟练。我们能做的就是不断地监测这些缺点，并努力修复这些缺点可能对治疗联盟造成的任何损害。套用温尼科特用于母亲养育期望的那句话，我们希望成为"足够好的"治疗师。

在这种背景下，对精神科住院医师和精神卫生专业的其他受训人员的评估必须根据他们的培训水平和经验进行。胜任力最好与培训主管或督导师设置的最低要求挂钩，这反映了对这个培训项目的毕业生的合理期望。从这方面来说，即将毕业的受训者应该有能力为需要的患者开展心理治疗，但期望通过继续教育、实践、督导或咨询不断地增长知识和技能。

精神科住院医师审查委员会建议，心理治疗胜任力可以细分为三个领域：知识、技能和态度。美国精神科住院医师培训协会在 Eugene Beresin 和 Lisa Mellman 的领导下成立了胜任力工作组。这个小组一直在为上述每一个领域的各种标准的制定进行工作。其他教育学家也制定了胜任力的衡量标准（Bienenfeld et al. 2000; Beitman and Yue 1999; Weerasekera 2003）。这些贡献都是该领域的实践者在努力解决理想与实际之间的差距时不断完善的。这些同道们的工作以及与他人大量的交流，让我形成了对获得长程心理动力学心理治疗胜任力所必需的知识、技能和态度的建议。我所提议的标准是直接从本书前面各章的材料中发展出来的，它们会随着时间的推移而略有变化。

心理治疗胜任力领域

知识

在长程心理动力学心理治疗培训结束时，受训者应该对以下知识有基本的了解：

1. 基本的心理动力学发展理论及其对临床实践的启发

2. 与现代神经科学和心理治疗实践相关的无意识的心理功能

3. 移情、阻抗和反移情

4. 长程心理动力学治疗的适宜性

5. 人格的基本成分

6. 防御机制的等级

7. 神经症和边缘性的自我结构水平之间的差异

8. 心智化 / 反省功能

9. 结合患者适宜性的特征，构成长程心理动力学心理治疗适应证的精神障碍

10. 结合患者适宜性的特征，构成长程心理动力学心理治疗禁忌证的精神障碍

11. 构成治疗框架的职业界限的要素

12. 表达 – 支持性干预的连续性

13. 长程心理动力学心理治疗的不同目标

14. 长程心理动力学心理治疗作用的模式

15. 心理治疗中遇到的不同形式的阻抗以及它们的表现形式

16. 梦的基本的伪装机制

17. 处理梦的治疗技术的原则

18. 幻想的心理功能

19. 长程心理动力学心理治疗中的修通过程

20. 僵局现象和负性治疗反应

21. 结束的多样性及其处理

22. 了解何时将患者转介给另一位治疗师

23. 了解电子邮件、短信和社交媒体如何影响心理治疗

技能

在一个包含临床经验的长程心理动力学心理治疗培训项目结束时，受训者应获得以下技能：

1. 有能力共情地倾听患者的叙述

2. 有能力建立治疗联盟，在对症状和问题的理解上获得患者的合作

3. 有能力将对患者的非言语交流的观察整合到评估和治疗中

4. 识别防御机制

5. 评估进行长程心理动力学心理治疗的适宜性的能力

6. 在生物－心理－社会模型的背景下写出心理动力学个案概念化的技能

7. 有能力建立和保持职业的界限，并在需要时具有适当的灵活性

8. 有能力制定和提供可以提高患者洞察力的解释

9. 有能力识别治疗中出现的移情和反移情

10. 有能力与患者设定适当的治疗目标

11. 有能力识别、解释和面质阻抗

12. 有能力与患者一起合作去理解梦

13. 有能力识别和处理幻想

14. 有在共情地体会患者的观点及持有外部观察者的视角之间转换的治疗技能

15. 有能力利用反移情来促进对患者的理解和治疗的进展

16. 有能力处理结束的过程

态度

衡量治疗态度是非常具有挑战性的，但是一组特定的治疗态度在定义治疗师的专业角色时是非常重要的。其中包括：

1. 共情和同情
2. 坚定地设置界限并坚持治疗框架
3. 对患者内心体验和幻想生活抱有好奇
4. 克制对患者的思想、情感和行为做出评判
5. 在督导中诚实以及接受的能力
6. 对性别问题敏感
7. 对患者的性取向和性行为持开放态度
8. 对跨文化问题敏感
9. 即使面对众多的阻抗仍坚持追求对患者的理解
10. 将患者的需求置于个人需求之前的伦理学承诺
11. 对患者引起的反移情感受的接受能力

最理想的经验

要获得具备治疗胜任力所需的知识、技能和态度，新手治疗师需要的远不止一本教科书。没有什么可以代替与患者长时间坐在一起，并把自己所学到的东西应用到实践中去。最佳经验的数量是很难界定的，因为某些初学者学习很快，或者是"天生的"，而其他人遵循一种不同的学习曲线。然而，心理治疗的实践必须在培训项目中相对较早地开始，这样学生才有机会在这个真正的长期过程中不断发展。

　　住院医师培训项目一直在为如何提供足够的临床训练使住院医师能够胜任心理动力学治疗而努力。住院医师培训不断地在许多方面提出要求，但这些要求占用了可能用于掌握心理治疗技能的时间，尤其是那些需要花费很长时间才能掌握的技能。许多项目在进入第 2 年的进阶时才开始逐渐加强心理动力学治疗的培训，根据培训教师的专业知识以及合适的患者的数量，每个项目都会提供或多或少的心理治疗实践。例如，在培训的第 2 年，住院医师可以开始对两个患者进行单独的心理动力学治疗。精神病学住院医师审查委员会要求在每年的培训期间每周必须有 2 小时的督导。

　　在培训的第 3 年，至少有 1 例或更多患者接受长程心理动力学心理治疗。我们希望从第 2 年开始治疗的患者可以一直持续进行治疗，直到第 3 年和第 4 年，这样住院医师就可以遇到在随后的治疗中可能遇到的很多挑战。然而，有些患者在治疗到达一定程度时就对治疗不感兴趣了，住院医师有时也需要接受这种不可避免的结果。在项目的第 3 年里，住院医师还将需要每周与两名督导师面谈。此外，在第 3 年的培训中增加与儿童、青少年和家庭一起工作的经验是很有用的。对于最终将与成年人一起工作的心理治疗师来说，与儿童和青少年一起工作是了解发展问题的一个非常好的方式。

　　在项目的第 4 年，住院医师实际有很多选择，对心理治疗感兴趣的住院医师可以使用心理动力学疗法来治疗更多的患者，同时学习其他的方法。对男患者和女患者都有长程心理动力学治疗的经验是最理想的。根据治疗师和患者不同的性别组合，治疗中会出现不同的移情和反移情，最理想的做法是在培训期间在督导的帮助下来面对这些挑战。

评估的方法

根据评估者需要的信息类型，评估核心胜任力所依据的知识、技能和态度可能需要不同的评估方法。有些因素用某个评估工具会比用另一种工具更容易评估。应该考虑几种不同的评估方法，每种方法在评估特定领域的胜任力上都有其优点和缺点。

书面案例报告

一份详细的案例报告能够揭示受训者所掌握的大量知识。阅读案例报告的人可以判断受训者是否了解基本的发展理论，并知道该案例的书写者是如何将其应用于临床的情况。对基本的心理动力学概念的理解，如移情和阻抗，也可以从案例报告中反映出来，特别是这些报告包括了真实心理治疗过程的内容的时候。胜任力要求中所必需的态度很难通过书写的案例来评估，但可以从书面材料中收集到一些看法，即受训人员是否对文化和性别差异敏感、是否对患者有基本的好奇心。某些技能，例如在生物—心理—社会模型的背景下撰写心理动力学概念化的能力，比较容易从案例报告中对它们进行评估。其他技能，如受训者如何建立治疗联盟和如何选择治疗干预的时间，则难以从书面材料中进行评估。

案例讨论会上的口头汇报

从受训者在案例讨论会上展示临床资料的方式中，还可以了解到大量有关受训者的知识、技能和态度的信息。因为大多数的汇报都基于书面形式的案例报告，因此所有能够通过案例书写来评估的胜任力因素都可以在案例讨论的口头汇报中进行评估。此外，有关受训者技能和态度的额外信息往往能通过受训者谈论案例和回答同行提问的方式来确定。例如，从治疗师谈论患者的方式中就能很容易辨别出其保持中立态度的能力。同样地，当治疗师谈论他或她对患者反应的感受时，更容易评估治疗师对患者引起的反移情感受的承受能力。在撰写案例报告时，案例中的这些方面经常被审查或做了重大修改。书面案例报告和案例讨论会上的口头汇报之间最重要的区别之一是，后者提供了一个与指导教师和其他学员交流的机会。当某一方面的胜任力领域出问题时，来自教师或其他学员的提问可能会进一步揭示出受训者对该领域的精通程度。

书面考试

尽管教师和学生经常感到书面考试的工作量很大，但它们的优点是允许在基础知识方面同其他培训项目进行比较。几乎所有涉及知识的材料都可以通过多项选择题来评估。此外，如果提供了很详细的案例片段，一些像识别防御机制这样的技能也可以被检测出来。态度很难通过书面考试来评估，还有许多其他的技能也不能通过书面考试得到充分的评估。

口试

尽管口试在毕业后教育中经常被视为小儿科，但是它们在评估受训者的基础知识以及某些技能方面仍是有价值的。如果口试是以患者的资料为基础，评估者就可以确定受训人员是否有能力根据患者的病史和精神病学检查来发展一个概念化。口试也为考官提供了一个机会，以探究那些在基础知识或技能上有问题的领域。然而，口试的一个缺点是，许多学员会产生一种表现焦虑，这可能会导致他们看起来不如实际上有知识和技能。

录像和直接观察

在心理治疗中，录像和直接观察在评估新手治疗师实际上如何与患者互动时有很大的优势。评估者可以获得大量与治疗胜任力相关的信息，包括治疗态度。在这些信息中很容易看出来治疗师与患者建立融洽关系以及治疗联盟的能力。此外，进行评估的教师可以直接到观察患者的非言语交流，这对于评估新手治疗师是否善于识别和使用这种交流非常有用。并且，在直接观看完治疗过程或治疗录像后，考官可以提出一些与治疗过程中实际发生的事情相关的具体问题。通过这种方式，有关胜任力的所有这三个领域——知识、技能和态度——可以同时得到评估。

正如第 10 章所指出的，这种方法的主要缺点是对治疗中二人关系的隐私的侵犯，以及存在患者在这些情况下感到其保密性被侵犯的风险。在这种情况下，患者是否可以真正自由地给予知情同意是存疑的，因为移情的力量让患者很难说不。患者可能相信治疗师会因为他们拒绝而生气。即使大多数的直接观察是通过单向镜进行的，患者仍然可能对一个看不见的观察者的存在感到紧张。此外，患者可能会仔细过滤他们所说的话，因为他们知道有其他人在听和看着他们。治疗师也可能也会保持同样的警惕，这或许会导致他们在治疗过程中所做的事情与他们通常的治疗截然不同。

录音

心理治疗过程中的录音和录像的优缺点大致上是相同的。尽管录音中的声调、停顿和整个治疗中完整的言语交流是非常有用的，但缺乏非言语信息是它的一个缺点。使用录音是评估新手治疗师大多数技能和某些态度的好方法。然而，就像录像或直接观察一样，对治疗领域的侵入可能带来很大的问题。

督导

目前为止，最广泛使用的评估治疗师胜任力的方法是督导。这种方法有一个很大的优势，即能够随时间推移提供纵向的评估。教学组中担任督导的教师可以深入了解被督导者的长处和短处，因为他们在长达数月的时间里每周都要见面。无论督导师是使用被督导者的治疗笔记、录音还是录像，被督导的治疗师的知识、技能和态度都会随着时间的推移逐渐显现出来。督导师也可以使评估成为一个持续的、不断发展的、协作的任务，在这个任务中，督导师和被督导者都要不断地评估需要改进的领域。此外，正如第 10 章所讨论的，通过治疗师在督导中呈现患者的方式，督导师通常能够获得对治疗师的反移情的直接感受。角色扮演练习也可以增强督导师评估治疗师与患者共情程度的能力。在为期 6 个月或 12 个月的培训期结束时，督导师们可以查阅一份包含心理治疗胜任力的知识、技能和态度的清单，并评估哪些方面是可以接受的、哪些方面还需要进一步改进。

表 11-1 总结了各种评估方法的优缺点。

表 11-1　各种评估方法的优点和缺点

评估方法	知识	技能	态度
书面案例报告	＋＋	±	－
案例讨论会上的口头汇报	＋＋	＋	±
书面考试	＋＋＋	±	－
口试	＋＋＋	±	－
录像或直接观察	＋	＋＋	＋＋
录音	＋	＋＋	＋
督导（随着时间的过去）	＋＋＋	＋＋	＋＋

注：＋指有用；＋＋指很有用；＋＋＋指非常有用；± 指效用优缺点参半；－ 指不是很有用

总结

　　长程心理动力学心理治疗中的胜任力评估是一项复杂的工作。胜任力的概念指的是一个适度的期望：受训者已经充分掌握了基本的方法，为他或她在实习期后的实践做好了准备。胜任力评估应与培训水平和经验相适应。可以在知识、技能和态度的标题下，列出一组变量，并通过一些不同的方法来进行评估。评估方法包括：（1）书面案例报告；（2）案例讨论会上的口头汇报；（3）书面考试；（4）口试；（5）录像或直接观察；（6）录音；（7）督导。其中一些方法适用于评估知识，其他方法更适合评估技能和态度。督导是评估的核心方法，因为它对受训者作为一个治疗师的表现提供了纵向的观察角度。

（薛飞　译）

参考文献

Beitman BD, Yue D: Learning Psychotherapy. New York, WW Norton, 1999

Bienenfeld D, Klykylo W, Knapp V: Process and product: development of competency-based measures for psychiatry residency. Acad Psychiatry 24:68–76, 2000

Brown L (ed): New Shorter Oxford English Dictionary on Historical Principles, Vol 1. Oxford, UK, Clarendon Press, 1993

Weerasekera P: Competency-based psychotherapy training: can we get there? Paper presented at the annual meeting of the American Association of Directors of Psychiatric Residency Training, San Juan, Puerto Rico, 2003

译者后记

石头房子

着手翻译的时候，就计划记录其过程的点滴，想着本书的定位与命运。从开始就在告别，这种奇异感到交稿都没有消散。

那这本书的命运是什么呢？当地风俗是遇事不明卜一卦，脑海中缓缓冒出的卦象是一座房子，在蓝田玉山，当地人称为"石头房子"，是著名建筑设计师马清运的代表作，也被称作"父亲的宅"。

宅子的建筑材料都取自当地，但设计完全是西化的，以传统来颠覆传统，这是设计师的建筑理念。村里人不解这样盖房子得费多少石材，本是围鸡舍牛栏猪圈的石头被砌成笔直的墙。宅子不是"偏偏盖"，没有照壁、厨房，后院本来是养家畜上厕所的地方，都被清除，化粪池的位置被设计成游泳池。暖色调的墙面用竹节板铺就，竹节板本身很脆、寿命很短。

不论是放羊老汉或者村妇，围着这栋奇怪的建筑从设计到落成充满了不解、疑惑和戏谑。而在西方世界的评价里，这是一栋杰作，获得了极高的赞誉，因此每逢节假日从城里来的游客络绎不绝。常能见到衣着靓丽的女士问路于叼着烟锅、一身黑衣的老汉石头房子的具体位置。它像莫比乌斯环上的扭曲点，让本不相交的两个世界的人在这里奇妙地相遇了。

设计师给房子命名为"父亲的宅"，我更愿称它是"父辈的宅"，它是父辈心灵世界的隐喻。关中地区的父辈，重乡俗、守道德，淳朴而又执拗。望之就像冰冷的石头，缺乏人情味，不懂情调。外围高耸的围墙，像刀劈开了内外，让子代产生敬畏，又产生抗争，深沉的爱被掩盖了。走进一看，两株玉兰让人柔和起来，屋内落地玻璃的设计，展现出父辈内心对外边世界的渴望与幻想，还有点胆怯。最妙的是屋内暖色调的设计，以及竹节板的大面积使用，道出了父辈羞于表达情感，却有颗温暖而脆弱的心。

　　同时，站在父辈的立场，又是欣慰而愤怒的。子代通过读书改变命运，实现了父辈望子成龙的夙愿。现代西方思潮提供给子代完全不同的活法，即解构权威、祛魅圣贤，以人为万物的尺度丈量世界，不再活在君臣父子差序格局的社会结构里。强冲突与弱连接成了父子之间的主旋律，也是我们与传统文化间的主旋律。当地习俗是儿子成家立业前，父辈要给儿子置办房产，而不是反过来，子僭越到父的位置。儿子该做的是给父亲置办棺材。父亲的宅某种程度不是献给父亲的，而是献给想象的父亲，并带有浓烈的个人色彩和时代印记。父亲走进父亲的宅，却住不惯父亲的宅，是从上到下、从里到外的不解不满意不高兴。农具放哪里、柴火堆哪里、鸡窝猪圈又垒在啥地方？后院的游泳池是能饮牛还是能浇地，谁这么奢侈地在自家后院游泳？最重要的是乡俗习惯被剥离得干干净净，建宅前请风水先生看了没有、财神土地爷供奉在哪里？父亲的宅建成，父亲就被驱逐了。父亲被西式地驱逐，而儿子在东方式地寻根，这或许是我辈的宿命。

　　在这样激烈思潮的冲击下，我辈如何立身？动力学恰恰可以给我们提供一种西方的视角来重新审视东方的心灵世界。帮助我们自己、也帮助来访者看见看不见的爱恨情仇、代际创伤等，然后去疗愈、修通。或许因此，我们更会成为我们所期望的样子。精神分析起初传入国内也被看作异端邪说，不被重视，后来才逐渐被小圈子认可。而改良版的心理动力学心理治疗，是目前咨询师学习比例最多的治疗流派，但仍不是那么被大众熟知。就像石头房子矗立在小乡村的命运，突兀与理解并存，只是随着时间推移会影响更多的人。以上就是起卦出现石头房子的原因吧。给人心以时间，而不是给时间以人心，可能是解决我们现代精神困境的一种方法。

　　石头房子已建到了三期，本书原著也修订到了第 3 版。但翻译过程也是困难重重。那时正值新型冠状病毒性肺炎（简称"新冠"）疫情肆虐全球，我国的形势不容乐观。勤奋又可爱的译者在各自的工作岗位贡献自己的力量。段东园老师负责高校学生的疫情防护及安全工作；心理治疗师吴边就在武汉，她负责接听武汉的心理援助热线——有次她只说了一句"我听了一天的电话，整个人都要碎掉了"就匆匆告别，让人心痛，越深的创伤越难以言说；张艳医生奋战在精神科抗疫一线，做了不少减压及科普工作；王昊飞医生驰援武汉，他做着心理援助及零距离治疗重症新冠患者的工作，同时还要给医疗队做团体心理治疗，直到返回南京约半年，才看到他泪眼婆娑地讲述当时创伤性的感受……而胡华教授是典型的重庆女人，不但奋战在精神科抗疫一线，还做很多场心理减压讲座，撰写相关抗疫文章等，做事雷厉风行，精力充沛；我作为陕西援鄂医疗队员，在雷神山负责病区的心理援助，深知武汉的人们不易，让我不得不面对死亡的议题：向死而生的视角，不受欲望及个体的局限，看得更清晰。向生而死的视角，看到热气腾腾的生命力，是世界观，是方法论。我去的时候只带一本书，就是本书的英文版。工作之余诵读，让我受益良多：其文辞优美、浅显易懂、逻辑严谨、案例生动。真是学英语及动力学的绝佳书籍！待国内疫情平稳，我便摇身一变成"债主"，花式催促译者们尽快完稿，让译著早日与读者见面。

我们跟前两版的主译徐勇教授沟通了我们翻译的意向，他表示放手去做，并欣然应允作序。这是传承也是授权，我们深表谢意。原作者 Glen 教授也是乐见其成并多次询问翻译事宜，他还给国内读者写了一封简短的信。感觉身负重担，不能辜负前辈的信任与读者的期待。译者们认真翻译，肉眼可见他们的进步。我作为负责人还有其他的工作，即与自己、与内在客体表征对话，那种质疑的声音总是在不经意间冒出——你几斤几两自己不知道？一天瞎搞什么玩意儿？那种自我定位的撕裂、对社会人生的困惑总是折磨着翻译初期的我。有时是躁狂式地防御，通过"三高"的症状来掩饰自身的缺陷与不足；有时又进入抑郁态，掉入绝望与虚无的深渊，冰冷刺骨、无依无靠。唉！不过是大梦一场空。在与内在徐勇教授的客体对话中，我也揭开了自己的俄狄浦斯冲突：超越意味着对前辈的背叛，压抑又显得自己无能。摆荡在冰与火之间着实煎熬，但又退无可退。

时间让我摸着石头过河：俄狄浦斯冲突看似让人山重水复疑无路，只有译出自己的风格并得到读者认可才能柳暗花明又一村。因此我格外珍惜校译的机会，不敢懈怠，那是一种阉割后的重生，是自律后的自由。这个认同的过程是双向的：在越来越接近作者想要读者看到的动力学世界时，我也越来越清晰自己是谁、想要做什么。功不唐捐，没错的。

那风格怎么定呢？翻译讲求信、达、雅。前两者是交流的基础，雅是需要时间和心境的，现代人似乎很难两者皆备。因此改雅为趣更为妥帖。据我暗中观察，读者群体有以下特点：学习热情高涨、有良好的心理学头脑，又得忙于工作与生活，专注成了奢侈品。面对漫长的学习与实践，容易倦怠，容易自卑，容易捉襟见肘。"趣"就体现在用一个个的小包袱来获得与读者的共鸣与会意，以此"骗过"大脑，让其"误认为"读书是一件愉快的事。

在"趣"的光谱上，太雅或太俗都不合适。而我期待的"趣"是——就在那个时间，就在那个场景，就得是那句话，只不过被幽默润色了。基于以上原因，本书行文尽量精简，使用俗语、歇后语及流行语，在不损害原意的情况下，加入一些文学性及影视杂谈、曲艺评书等合适的内容，让本书"趣"味十足。

啰唆这么多，其实就想问亲爱的读者："画眉深浅入时无？"

交稿后，我做了一个潮湿的梦：那是个遥远的清晨，起雾了，路边的杂草含着露水，太阳还没升起来。放眼望去，一片白茫茫，山川大地都像加了滤镜。不用深吸气，潮湿的空气就清凉地入肺，似乎很久没有这种感觉了。模模糊糊看见石头房子的轮廓，它孤独又倔强地矗立着。阡陌交通，鸡犬相闻，过了好一会儿戴着草帽的老农口含烟锅肩扛锄头缓缓而行，熟悉的烟草味萦绕不散，他与我擦身而过没有言语，在离去后咳嗽几声。我怔怔地望着石头房子不敢叩门，突然发现墙上的石头在水汽氤氲下展现出各色品相甚是好看，还有几块变成温润的玉石……

薛飞

2021 年 4 月 6 日

于西安